MANUEL

DE

SYMPTOMATOLOGIE

DOSIMÉTRIQUE

AVEC

UNE INTRODUCTION & UN DICTIONNAIRE

RELATIF

AUX PRINCIPAUX ACCIDENTS MORBIDES

PAR

LE DOCTEUR BURGGRAEVE

Professeur émérite de l'Université de Gand (Belgique)

Auteur de la *Nouvelle Méthode Dosimétrique*

NOUVELLE ÉDITION

AUGMENTÉE DE PLUS DE MOITIÉ

PARIS

GEORGES CARRÉ, ÉDITEUR

3, RUE RACINE, 3

1894

SYMPTOMATOLOGIE DOSIMÉTRIQUE

He 17
308

DÉPOSÉ

Tours, imp. Deslis Frères, rue Gambetta, 6.

MANUEL
DE
SYMPTOMATOLOGIE
DOSIMÉTRIQUE

AVEC

UNE INTRODUCTION & UN DICTIONNAIRE

RELATIF

AUX PRINCIPAUX ACCIDENTS MORBIDES

PAR

LE DOCTEUR BURGGRAEVE
Professeur émérite de l'Université de Gand (Belgique)
Auteur de la *Nouvelle Méthode dosimétrique*

NOUVELLE ÉDITION
AUGMENTÉE DE PLUS DE MOITIÉ

306
94

PARIS
GEORGES CARRÉ, ÉDITEUR
3, RUE RACINE, 3

1894

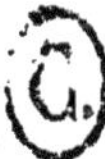

PRÉFACE

Quand j'ai publié ce petit livre (en attendant mon grand ouvrage ou *Organon* de la méthode dosimétrique), je ne me suis point trompé sur son utilité pratique ; en effet, en peu de semaines il a été épuisé, et j'ai pu en arriver ainsi à une deuxième édition, augmentée de plus de la moitié, quoique le prix soit le même. Éditant moi-même les ouvrages que je publie en vue de la propagande dosimétrique, je puis les livrer à mes adeptes à titre gracieux. Mais, en dehors de cette cause de réussite, il en est une autre qui ressort de la forme du présent opuscule : celle d'un dictionnaire. Les praticiens n'ont pas le temps de feuilleter de gros volumes et de s'arrêter aux élucubrations, toujours prolixes, des auteurs qui, n'ayant autre chose à faire, se tiennent renfermés dans leur cabinet, croyant que tout le monde a, comme eux, du temps mignon. Hélas! le médecin, enchaîné aux exigences de la profession, n'a pas même le temps de dormir. A peine couch[illegible] sonnette, qui n'a pas pour lui le privilège de la nuit, le réveille en sursaut : tout ahuri, il saute à bas du lit, encore vacillant, sur ses jambes, du premier sommeil, le cœur battant avec violence, et, à peine vêtu, il se hâte au milieu de l'obscurité, à travers tous les temps, auprès de son client souvent moins malade que lui. A peine a-t-il pu se remettre au lit, que le jour vient lui dire de sa voix arrogante : Debout! tes malades t'attendent. — Car le pauvre médecin ne peut pas même se réfugier dans l'obscurité, si chère aux dormeurs.

Comment voudrait-on qu'avec une vie si fiévreuse, il s'occupe de gros livres. Ce qu'il lui faut, ce sont des manuels qu'il puisse toujours avoir sur lui. Aussi est-ce cette forme que j'ai adoptée. Cela ne me fera pas bien venir des hauts barons de la librairie, mais c'est ce qui m'inquiète peu. Mon seul souci, c'est de ne pouvoir être à mes confrères aussi utile que je le désire. Mes lecteurs voudront bien m'excuser pour l'intention.

Pour en revenir au *Dictionnaire de la symptomatologie dosimétrique*, il est loin encore d'être complet; aussi je prie mes confrères de m'y aider en m'envoyant leurs observations, soit pour le *Répertoire*, soit pour le grand ouvrage dont les manuels ne sont que les pierres d'attente. Quand le moment sera venu d'édifier l'Édifice, j'aurai soin d'inscrire sur le fronton les noms de mes confrères qui auront bien voulu m'apporter le tribut de leur expérience. Car ce sont des faits que je leur demande, et non de vaines théories.

Dr BURGGRAEVE.

J'ai fait entrefolier ce petit volume pour la facilité du lecteur.

INTRODUCTION

Les symptômes sont les signes de la maladie — comme les signes du temps; — il faut donc savoir les interpréter. Ainsi, quand un médecin arrive pour la première fois près d'un malade, il l'interroge, ou, à son défaut, les assistants. Dans cette enquête de la maladie, il a soin de noter les circonstances commémoratives ainsi que les circonstances présentes. Parmi les premières, il y en a qu'il faut quelquefois chercher très haut — soit héréditaires, soit acquises. — Pour les secondes, il doit surtout s'appuyer sur celles qui lui paraissent fondamentales, car, en fait de symptômes, la forme n'est rien.

*
* *

Prenons-en un, entre mille : la diarrhée, par exemple. Ici, c'est au sens pratique du médecin à reconnaître s'il doit arrêter ce flux de ventre, ou, au contraire, le favoriser, tout en l'adoucissant. Si l'individu est dyspeptique, et qu'on lui donne du bismuth et de la morphine, la diarrhée s'arrête, mais la tête se congestionne. Cela n'arriverait pas si, préalablement, on prescrivait du sel de Sedlitz. La diarrhée cholérique est principalement dans ce cas; aussi, que de victimes de l'opium et des constipants en général !

*
* *

Il en est de même dans la plupart des maladies de fermentation. Un de nos amis — qui était allé assister à l'ouverture de l'isthme de Suez, et qui avait profité de cette occasion pour remonter le Nil — nous a raconté qu'à bord de l'embarcation où il se trouvait, plus de quarante passagers — et lui-même — furent pris de la fièvre. Plus il prenait de quinine et plus la fièvre augmentait. On avisa un bain turc — c'était une espèce de four en terre glaise. — Il s'y rendit et y fut soumis à toutes les manipulations propres à ce genre de bain : vapeurs presque brûlantes, suivies d'aspersions froides, massage, grattage, étirements des membres, etc. Une transpiration profuse le couvrit, à la suite de laquelle il lui survint des furoncles, dont quelques-uns anthracoïdes. — C'est ce qu'on nomme dans le pays, *Boutons du Nil*. Le fait est qu'ils sont le résultat d'un régime échauffant et de la sécheresse du canal *intestinal* par l'excès de chaleur, le corps étant comme un sol aride. Nous fîmes observer à notre ami que, s'il avait pris la précaution de prendre, le matin, le Sedlitz, dans un ou deux verres d'eau fraîche, de manière à rafraîchir le sang, il se serait probablement évité cette crise, qui eût pu lui être fatale.

*
* *

Dans les fièvres miasmatiques on se hâte trop de donner la quinine, avant d'avoir débarrassé le tractus intestinal. Il en résulte que la fièvre puise de nouveaux éléments dans ces miasmes autochtones.

*
* *

Avec le *Dictionnaire de symptomatologie dosimétrique* le médecin pourra remonter à la cause du mal ; d'un coup d'œil, il se remémorera les causes auxquelles peut se rapporter un même symptôme et quels sont les moyens à y opposer.

*
* *

Ainsi, s'agit-il, par exemple, d'une *acrodynie*, il y verra une irritation de la moelle épinière, et il saura en prévenir les fâcheuses conséquences par un traitement énergique. — Dans l'*amaurose*, il se rappellera les causes diverses qui peuvent la produire, et il ne perdra pas son temps en tâtonnements nuisibles. — Dans l'*ataxie locomotrice* générale, il verra une lésion du centre cérébro-spinal, notamment du méso-céphale, et il saura en prévoir la terminaison fatale — car rien de plus fâcheux pour le médecin que de laisser croire qu'il n'a pas connu le mal. — Dans l'*ataxie locomotrice* partielle, son diagnostic pourra être tout aussi fâcheux, puisqu'il peut s'agir de l'induration d'un ou de plusieurs ganglions spinaux, et d'une compression des racines motrices correspondantes. Toutefois, il se rappellera les causes dyshémiques et toxiques qui peuvent avoir amené ce résultat, notamment l'abus du tabac et des spiritueux.

*
* *

Voici une histoire de maladie qui fera voir combien on est sujet à errer quand on ne sait pas remonter aux causes. Elle a été rédigée par le malade lui-même, et, par conséquent, sa précision frise la prolixité; mais elle n'en est que plus explicite.

Age et profession : 56 ans, marié depuis vingt-cinq ans. Occupations industrielles. Un peu d'études.

Tempérament : (Nerveux).

1re *invasion du mal :* Subite, mais peut-être précédée de prodromes inaperçus.

Caractères et symptômes du mal au début : Difficulté de boire. Éructations dont le siège semblait être la partie supérieure de l'œsophage ; bientôt après, difficulté de manger.

Causes présumées : 1° usage du tabac (cigares et cigarettes) produisant une salivation abondante ; 2° soucis d'affaires.

Traitement suivi au commencement : Sulfate de quinine.

Résultat: Au bout de six semaines, inflammation de l'estomac, abondance extraordinaire de gaz étouffants, dyspepsie intense, grande rougeur à l'entrée du gosier.

Conclusion de cette 1re période: Au bout d'un an, guérison (incomplète); due à un régime rafraîchissant : bains de siège surtout. Il était resté cependant une certaine difficulté de boire, surtout hors des repas.

2e *période :* Rechute.

Cause présumée : Chagrins profonds (l'usage du tabac avait été complètement abandonné dès le début du mal).

Caractère de la maladie : Visiblement inflammatoire (gosier couleur de sang), impossibilité presque absolue d'avaler, surtout les liquides.

Traitement pendant cette 2e période : Bromure de potassium, qu'il fallut abandonner à cause de la difficulté de la déglutition. Envoyé aux eaux de Plombières, dans un état de grande anémie. Faible amélioration après une saison de cinq semaines. L'année suivante, eaux de Néris (Allier). Même résultat.

Diagnostic : Un médecin affirme que le mal est au cardia, et rien à l'œsophage. Ce diagnostic est conforme aux sensations, à l'expérience du malade. Néanmoins, comme le gosier présente toujours de la rougeur, il se peut que l'œsophage soit engagé. Alternatives de mieux et de pire. Les essais tentés par le malade lui démontrent que les échauffants et les stimulants lui font mal.

Nouveau traitement : Conseillé au retour de Plombières, et consistant en noix vomique, puis en eau de

Vichy, a donné de mauvais résultats, ajoutant au bout d'un mois une dyspepsie à la dysphagie (l'urine était devenue rouge et trouble) ; l'eau de Vichy empâtait la bouche et produisait une grande sécheresse. Un traitement par la belladone ne donna pas de résultat.

État actuel. — Impossibilité absolue de boire. Le malade ne prend, en fait de liquides (café ou thé au lait), que la quantité par le pain qu'il y trempe. Voici ce qui se passe : les premières bouchées s'avalent d'ordinaire passablement ; au bout de quelques-unes, le cheminement le long de l'œsophage devient lent et sensible, quelquefois douloureux, comme un déchirement, mais alors vers l'estomac : chaque fragment de bouchée détermine dans cette région (le cardia) une éructation qui se multiplie ainsi à l'infini dans le cours d'un repas (chaque repas est fort long, quelquefois deux et trois heures et plus, il y faut des entr'actes). Après un temps d'arrêt de vingt à trente minutes, la faculté d'avaler revient (presque toujours c'est le matin, après le repos de la nuit, ou dans la journée, après un repos relatif, surtout le sommeil).

C'est donc le cheminement du bol alimentaire dans l'œsophage ou son passage à l'entrée de l'estomac, qui provoque la difficulté de la déglutition. En effet, tant que le bol alimentaire n'est pas descendu dans l'œsophage à une certaine profondeur, la déglutition est impossible ; un cran plus bas, elle devient possible. Néanmoins, il arrive un moment où, l'estomac étant lesté dans une certaine mesure (et malgré la faim, malgré le besoin qui presse encore le malade), la déglutition devient tout à coup impossible. C'est donc alors l'estomac tout entier qui fait obstacle (et, ce semble, l'estomac seul). Par moment (surtout au début d'un repas), le rôle direct de l'estomac est évident, mais d'une autre manière : il y a, dans cet état de vide, un véritable spasme de l'estomac, qui détermine instantanément l'occlusion de l'entrée de l'œsophage et empêche l'inglutition ; ou bien, c'est un fort soulèvement de l'estomac jusqu'au gosier, et qui ferme celui-ci. Dans ces deux cas, le gosier, au lieu de s'ouvrir ou plutôt de rapprocher ses deux bouts pour l'inglutition, se ferme complètement comme une trappe; c'est le mouvement du vomissement, mais toujours sans nausée, car il n'y a jamais de vomissement.

Le dernier essai de traitement médicamenteux a eu lieu il y a quelques mois : c'est par le bromure de camphre en capsules, deux à trois par jour. — Bons effets pendant trois à quatre semaines, tellement que le malade se croyait guéri. Puis, l'étranglement du cardia se manifesta de nouveau. Le malade suspendit une semaine l'usage du remède ; il alla mieux ; il le reprit : même révolte du bas de l'œsophage ; alors il abandonna le traitement. Il y a deux ans, il avait essayé de l'homéopathie, qui fut abandonnée au bout d'un mois; le mal s'était aggravé, et la déglutition était devenue de plus en plus difficile.

Récemment, essai d'un bain de rivière : grande sédation aussitôt, et surtout, meilleure déglutition et sommeil prolongé. — Le lendemain, nouveau bain, pris dans les mêmes conditions : effet contraire. Le surlendemain, même résultat négatif. On a abandonné les bains froids. Au surplus, l'observation la plus constante du malade est que les dérivatifs : transpirations, sécrétions, garde-robes fréquentes, mais naturelles — tout ce qui relâche, tout ce qui détend l'organisme — lui font du bien, et, au contraire, que le froid lui est nuisible.

Circonstances particulières. — A la suite d'une gastro-entérite très longue (deux ans) essuyée dans sa jeunesse, pendant le cours de ses études, le malade avait gardé une grande irritabilité du tube digestif, surtout intestinal ; le vin lui était contraire, et, dans l'état ordinaire, il avait le corps fréquemment relâché. Depuis l'invasion de la dysphagie, il y a constipation relative, c'est-à-dire absence de diarrhée. Depuis deux ans, un peu de sang se montre dans les garde-robes, ce que le médecin regardait, au début, comme un symptôme favorable, mais il ne paraît pas que cette émission sanguine eût de l'influence sur le mal. Les digestions sont bonnes : pain, viandes, légumes ; cependant dans le cours des repas, surtout du dîner, il y a comme de larges éructations, de profonds et bruyants dégagements de l'estomac, qui semble s'ouvrir péniblement, tout à la fois, pour faire passage aux aliments ; mais d'ailleurs, point de pesanteurs, ni d'embarras durables. De temps en temps, c'est-à-dire pendant certaines périodes plus mauvaises, l'insuffisance de la nutrition pendant le jour oblige le malade à manger la nuit, entre deux sommes. A une certaine époque, il ne pouvait guère avaler que la nuit, après quelques heures de sommeil.

Résumé de la situation actuellement. — Tous les symptômes, notamment le spasme de l'estomac qui fait obstacle à la déglutition, indiquent cet organe — ou son entrée — comme siège unique de la dysphagie, bien qu'il semble exister un rétrécissement de l'œsophage. Le malade, dès qu'il peut avaler assez d'aliments pour se sustenter, a autant de santé et de vigueur que qui que ce soit, le mal étant tout à fait local. Nulle fièvre ; jamais de malaise physique ou moral, en dehors de la difficulté de déglutir. Mais l'huile manque à la lampe, le charbon à la machine à vapeur. Comme régime alimentaire, le plus récemment essayé a été le ait, presque pur. Bon résultat pendant quelques semaines ; puis plus rien. L'étranglement (sensible et parfois douloureux) du bas de l'œsophage et la dysphagie reprennent leur intensité habituelle. Le sommeil seul a le privilège constant de les calmer plus ou moins. La présence, d'une gorgée de liquide introduite par pression dans l'œsophage semble le gonfler, le paralyser, et la présence même dans la bouche seulement, d'une certaine quantité de liquide, soulève l'estomac et semble le faire monter au gosier pour repousser le liquide.

Si le malade, qui n'est pas médecin, peut avoir voix au chapitre, son opinion est qu'il y a irritation intense de l'estomac, congestion sanguine. Il s'est quelquefois permis de penser que quelques sangsues au fondement le soulageraient, mais il a quelque répugnance pour le remède, et craint l'incrédulité moqueuse des médecins, qui n'ont pas l'air de trouver trop de sang à ce maigre et pâle malade... malade bien portant et bien vivant.. quand il a pu manger.

*
* *

Nous allons maintenant faire quelques réflexions. Pour se diriger dans ce dédale de symptômes, il est nécessaire de se rappeler que la dysphagie peut être due à un spasme — compliqué le plus souvent de paralysie — ou bien à une paralysie seulement, et enfin à une cause organique : une tumeur du canal ou des parties avoisinantes : un cancer, un anévrisme, etc.

Nous avons répondu au malade que, dans notre manière de voir, tout en ne repoussant pas le rétrécissement de l'œsophage à un point que le cathétérisme permettrait de déterminer, il y avait dans son mal, à la fois spasme et paralysie, que probablement la strychnine et l'hyosciamine auraient pour effet de dissiper. L'œsophage est sous la dépendance d'une double influence nerveuse : l'une, du grand sympathique par les filets et ganglions du cou; l'autre, du pneumogastrique, principalement par les filets de l'accessoire de Willis. En outre, il y a un double plan musculaire, l'un longitudinal, l'autre circulaire, de sorte que, quand l'antagonisme musculaire et nerveux n'existe plus, il y a dysphagie ou difficulté d'avaler. Cet état peut coïncider avec une hypérémie de la muqueuse (chaleur, rougeur), qui rend le passage de l'aliment très sensible et même douloureux. C'est probablement le cas ici; malheureusement, la durée de l'affection doit l'avoir rendue organique, quoiqu'il n'existe point de cancer ou dégénérescence, mais tout bonnement une hypertrophie.

*
* *

Ce qui nous fait penser que la strychnine et l'hyosciamine auraient eu de bons résultats au début du mal, c'est un cas où il nous a été donné d'intervenir, et dont le *Répertoire de thérapeutique dosimétrique* a rendu compte. Il s'agit d'un individu de 65 ans, ancien militaire, d'une constitution veineuse, hémorrhoïdaire, et qui, s'il n'a pas abusé, a tout au moins usé de spiritueux et de tabac. Quoi qu'il en soit, l'individu en question s'était couché la veille bien portant, et ce fut le lendemain, lorsqu'il voulut déjeuner comme d'habitude, qu'il s'aperçut de l'impossibilité de déglutir. On ne sut tout d'abord à quelle cause attribuer cet œsophagisme, et on eut recours aux moyens ordinaires: sangsues à l'anus, sinapismes, rubéfiants, mais sans résultat. Ce fut alors que nous conseillâmes l'emploi de la strychnine et de l'hyosciamine : un granule de chaque, de demi-heure en demi-heure.

On eut soin de placer les granules dans une boulette de pain, qu'on enfonça aussi avant que possible, jusqu'à ce qu'un mouvement de déglutition s'en emparât et la fît cheminer dans le bas de l'œsophage (preuve que l'obstacle n'existait que dans la partie supérieure). Le lendemain, le malade commençait à avaler, et le surlendemain, la dysphagie avait entièrement disparu. Preuve que le mal était exclusivement dynamique; le peu de temps qu'il avait duré l'avait empêché de devenir organique.

*
* *

Nous ferons remarquer que chez le malade à la consultation, l'invasion du mal avait été également subite; cependant, parmi les précédents, il y avait une gastro-entérite chronique. Un instant on fut sur la voie d'un traitement rationnel, quand on eut recours à la noix vomique ; mais l'indication n'avait été remplie qu'en partie; le résultat fut donc nul. Les eaux de Plombières, et successivement celles de Vichy, à la dysphagie ajoutèrent la dyspepsie : les urines se chargèrent et devinrent rouges, la bouche s'empâta et l'appétit disparut. On essaya alors un traitement par la belladone, mais tout aussi incomplet que celui par la noix vomique. Il eût fallu réunir ces deux substances, comme nous l'avons fait avec la strychnine et l'hyosciamine. Et remarquons l'avantage de la méthode dosimétrique, dans l'administration des principes simples, sur l'allopathie dans l'emploi des médicaments composés : la belladone produisit une vive irritation du gosier, ce que n'eût pas fait l'atropine. Le dernier essai de traitement a été avec le camphre bromé, comme on avait déjà donné le bromure de potassium ; mais sans résultat. Un médecin avait diagnostiqué une affection du cardia, et rien à l'œsophage. Mais comment se fait-il que, lorsque le malade est parvenu à ingurgiter une certaine quantité d'aliments (pain, viande, légumes), il les digère bien ? Cependant la dyspepsie subsiste, ainsi que l'indiquent les larges éructations; là est donc le mal, qu'il eût fallu combattre par l'emploi régulier du sel de Sedlitz, la quassine et l'hyosciamine. C'est ce que nous avons conseillé au malade, en lui faisant comprendre que quant à la dysphagie, comme elle était passée à l'état chronique, il en garderait probablement les suites.

*
* *

Si nous avons tant insisté sur ce cas, c'est parce qu'il prouve qu'une symptomatologie raisonnée peut seule déterminer le traitement.

*
* *

Quand le médecin se trouve devant un symptôme assez grave pour occasionner une maladie, il doit se rendre compte des causes diverses qui peuvent le produire.

*
* *

Prenons, par exemple, les cardiopathies, parce que ce sont les plus fréquentes, et qu'elles peuvent donner lieu à un état chronique irrémédiable. Nous citerons le cas suivant, dont le *Répertoire* de 1873 a rendu compte. C'est encore un malade qui nous adresse une demande de consultation, et, cette fois, un médecin distingué, feu le docteur Pelletan. Nous lui laisserons la parole :

J'avais depuis longtemps une légère hypertrophie du cœur, qui n'a jamais (même à présent) été accompagnée d'altération de valvules. Cette affection ne me gênait nullement pour faire mes visites à l'hôpital et affronter toutes les fatigues d'une assez nombreuse clientèle, lorsque, il y a environ un an, revenant à Paris, après avoir moralement bien souffert des épouvantables désastres qui ont ravagé mon pays, j'ai été pris de petits accès d'essoufflements, qui me surprenaient le matin, au lit, durant quinze à vingt minutes, me forçaient à me mettre sur mon séant, et cédaient assez bien à un sinapisme, appliqué, soit sur la région du cœur, soit sur le creux sternal. Peu à peu, et presque insensiblement, survenait un peu d'anhélation pendant la marche et l'ascension d'un escalier. Je me consultai avec le docteur Bourdon, mon collègue à l'hôpital, et il fut résolu que je prendrais de l'eau de laurier cerise et des lavements au camphre et à la valériane. Nous considérions cette affection, à son début, comme une névrose du cœur. Les symptômes ne furent point enrayés : j'avais des alternatives de bien-être pendant quelques jours, puis tout revenait comme par le passé. Pendant l'été, j'eus deux ou trois accès d'oppression qui me forçaient, la nuit, à me lever, et, en même temps, la progression et l'ascension devenaient de plus en plus pénibles chaque jour.

En effet, quand je marchais, je ressentais comme une constriction, un poids vers la région sternale ou précordiale, mais sans aucun retentissement vers le bras ou l'épaule gauches. Je continuai, comme traitement, les lavements de valériane et de camphre, qui me soulageaient, mais momentanément. Vers cette époque, je pris aussi des granules de digitaline et des granules de Papillaud, d'arséniate d'antimoine. Ainsi se passa mon été. Je revins à Paris le 13 novembre, et avec Bourdon, je vis mon collègue Pidoux, qui jugea aussi que mon cas était une névrose du cœur, approuva tout ce qui avait été fait, et proposa des lavements d'assa fœtida. J'en ai pris une vingtaine, mais sans aucun avantage marqué ; à ce moment, mes collègues m'examinèrent avec le plus grand soin, trouvèrent une légère hypertrophie du cœur (celle que j'avais depuis vingt ans, et qui avait été, pendant ce long espace de temps, enrayée par un médicament que j'ai découvert pour le cœur : la décoction de café vert). Ils ne trouvèrent absolument rien aux valvules ; la respiration était ample et complète dans tout le poumon ; mais, ce qui frappa mes collègues, ce fut une assez forte distension de l'estomac par les gaz, de telle sorte que, cet organe soulevant le diaphragme, venait encore ajouter à l'essoufflement que j'éprouvais. Depuis mon retour à Paris, j'ai eu encore une fois un accès d'étouffement à la suite d'une émotion morale ; mais, depuis, les accès ont complètement disparu.

Voici mon état actuel : Teint bon et rosé, bon appétit, que je suis obligé de modérer, à dîner surtout, car, lorsque je mange un peu trop, les gaz soulèvent l'estomac, et j'ai de l'oppression pendant à peu près une heure, jusqu'à ce que les gaz soient sortis. Dans l'état de repos, aucun essoufflement ; lorsque je prends une grande et complète inspiration, il y a une légère constriction dans toute la cage osseuse, mais surtout à gauche. Je marche dans l'appartement assez facilement et sans oppression, mais dans la rue, dès qu'il y a un peu d'ascension, la marche est très pénible, j'éprouve de l'oppression et une compression de la poitrine, comme si un poids énorme venait peser dessus. Ces symptômes sont encore plus marqués lorsque l'estomac est plein, puisque, à l'affection dominante, vient se joindre le gonflement par les gaz ; et, chose encore fort singulière, c'est qu'après mon déjeuner, presque aussi copieux que mon dîner, je n'étouffe pas, tandis qu'après mon dîner, ce symptôme est presque inévitable. Qu'est-ce que cette affection ? Après trente-six ans de service dans les hôpitaux, et quarante années d'exercice dans Paris, je n'en ai jamais rencontré de semblable. Mes collègues Bourdon et Pidoux l'appellent *asthme cardiaque*. Est-ce, en effet, une perturbation dans les plexus qui servent à la respiration et à la circulation ? Est-ce une affection du pneumo-gastrique ? Une circonstance bien bizarre, que j'avais oublié de vous signaler, c'est qu'avant d'éprouver les symptômes de ma maladie actuelle, j'avais depuis cinq à six ans de très fréquentes intermittences du pouls, sans que ce symptôme apportât le moindre trouble dans ma vie active, et depuis ma maladie actuelle, ces intermittences ont presque entièrement disparu.

*
* *

Pour se rendre compte de l'état du confrère, il est important de se rappeler les différentes causes qui peuvent produire les cardiopathies, afin de déterminer celle dont il s'agit. Ainsi, il y a des cardiopathies *hypersthéniques*, dues aux émotions vives: la colère, l'indignation; aux fatigues excessives: la course, la marche forcée; — des cardiopathies *hyposthéniques*, dues aux passions déprimantes: le chagrin, les inquiétudes morales; — des cardiopathies *asthmatiques*, *rhumatismales*, *goutteuses*, *dyspeptiques*. Il est probable que, chez notre malade, toutes ces causes ont amené l'affection organique du cœur, dont il est mort. Ainsi la cardiopathie a dû être d'abord *hypersthénique*, ce qui se comprend au début d'une carrière médicale, dans un milieu aussi dévorant que Paris. — Puis, elle est devenue hyposthénique, vu les inquiétudes, les déceptions de la clientèle. De l'emphysème a dû s'en mêler, par suite des nombreuses ascensions auxquelles le médecin doit se livrer, surtout au début ; puis, le rhumatisme, à cause des intempéries de l'air, et la dyspepsie, à cause de l'irrégularité des repas. — Maintenant, quel est le moyen d'empêcher les cardiopathies de passer à l'état chronique? Il est évident qu'il faut calmer et tonifier à la fois le cœur ; donner la digitaline de concert avec un arséniate (de strychnine, d'antimoine, de fer) selon les causes, mais jamais la digitale seule, parce que, si la digitale est l'opium du cœur, elle en est également le stupéfiant. Parmi les moyens auxiliaires, il faut choisir l'hyosciamine, contre les étouffements et le spasme, qu'on associera également aux arséniates, principalement à l'arséniate de strychnine.

*
* *

D'après ces exemples, on comprendra dans quel sens nous avons rédigé le présent *Dictionnaire de symptomatologie dosimétrique*. Nous avons pris par ordre alphabétique les principales affections, leurs causes et leur traitement, de sorte que le médecin n'ait qu'à mettre la main dessus. La méthode dosimétrique nous a rendu cette marche facile.

Nous allons passer en revue quelques lettres du Dictionnaire, en y ajoutant les cas que nous avons pu observer.

*
* *

Aménie-Aménorrhée. — Les troubles de la menstruation sont fréquents, et exigent la plus grande attention de la part du médecin.

Il faut d'abord distinguer s'il y a aménie ou aménorrhée. Dans l'aménie idiosyncrasique, le molimen cataménial existe : il y a gonflement des seins, il faut donc admettre que l'ovulation se fait, et, par conséquent, que la femme est apte à la procréation. Il n'en est pas de même dans l'*aménie* dyscrasique, se rattachant à l'anémie ou à la chlorose ; ici le médecin est obligé d'intervenir par les nervins et les arséniates.

Dans l'aménorrhée par cause vitale, il peut y avoir, en même temps, spasme du col et subparalysie du corps utérin, nécessitant l'emploi de la strychnine et de l'hyosciamine. Quand l'obstacle est physique, on doit s'appliquer à le détruire.

Nous en citerons un cas. Une jeune fille,

n'ayant pas encore eu ses règles, était fortement indisposée à chaque époque, et son ventre restait gros. Naturellement, on commença à avoir des soupçons, mais, à l'examen, le médecin de la famille reconnut une occlusion du vagin. Les parents se rappelèrent alors que, dans son enfance, la jeune personne avait eu une violente vaginite, suite de variole. C'étaient donc les parois du vagin qui avaient contracté des adhérences. Il fut nécessaire d'ouvrir la voie en pratiquant la ponction du vagin au moyen du trois-quarts, et en la dilatant ensuite avec un pessaire cylindrique en caoutchouc.

*
* *

Puisque nous sommes sur le chapitre des règles, nous relaterons deux cas d'absence de vagin et de matrice, que nous avons pu constater.

Le premier nous a été offert sur le cadavre d'une fille morte à l'hôpital, par suite de typhus.

Dans l'autopsie, nous remarquâmes qu'il n'existait qu'un seul méat à la vulve, et, en y pénétrant avec la sonde, que c'était le méat uréthral. Le doigt, introduit dans le rectum, nous fit également reconnaître, qu'entre la vessie et le rectum, il n'y avait aucun corps intermédiaire.

Nous poussâmes alors plus loin nos investigations, et reconnûmes l'absence complète de vagin et de la matrice. Les ovaires étaient réunis par un cordon plein, faisant office de ligament rond, et ils présentaient des traces manifestes d'ovulation, ou cicatrices de Degraave. Les deux uretères, au lieu de s'ouvrir à la base du trigône vésical, convergeaient vers le col de la vessie, où ils s'ouvraient dans une espèce de sinus uro-génital, chaque uretère ayant un sphincter, au-delà duquel ils formaient une dilatation ou poche pour les urines, de manière à rappeler certains ovipares, notamment la tortue marine, où la vessie fait en quelque sorte office de poche allantoïde, que l'animal remplit d'eau, probablement comme une branchie. Cette singulière anomalie dans l'espèce humaine nous porta à examiner le fond de la bouche : il y avait absence de voile de palais, sans aucune trace d'ulcération. — D'après les renseignements que je pus me procurer sur cette espèce de virago : elle avait été servante dans un cabaret ou maison de prostitution clandestine, où, au besoin, elle avait fait un double service.

*
* *

Nous avons recueilli le deuxième cas dans une station de bain de mer. Nous trouvant chez notre ami le Dr De Jumné, il vint nous appeler pour un cas auquel, disait-il, il n'entendait rien. Il y avait là deux jeunes mariés, ayant assez piteuse figure — le mari surtout. — Le docteur nous raconta comme quoi l'acte conjugal n'ayant pu s'accomplir depuis huit jours qu'ils étaient mariés, les conjoints venaient le consulter sur la nature de l'obstacle, et que son examen ne lui avait pas permis de découvrir de méat vaginal. Nous pensâmes de suite à notre virago. En effet, il n'y avait que le méat uréthral—absence de vagin et probablement aussi de matrice — pour autant que je pus m'en assurer par le toucher rectal. Nous tâchâmes de faire comprendre aux époux la situation des choses, et recommandâmes, surtout au mari, de s'abstenir de toute tentative ultérieure.

Ils partirent peu satisfaits; mais, le lendemain, ils revinrent plus piteux que la veille. Voici ce qui s'était passé : la femme avait voulu à toute force que le mari remplît le devoir conjugal, et, à la suite d'un coït douloureux et sanglant, il s'était produit une incontinence d'urine. La malheureuse femme avait le col vésical largement ouvert et déchiré, ce dont nous pûmes nous assurer par le toucher. Il faut donc admettre que, dans ce cas-ci, la même anomalie n'existe point que dans le cas précédent, c'est-à-dire que les uretères s'ouvrent à la base du trigône.

Aux termes de la loi, le mari pouvait divorcer; nous devons dire que, sa femme lui ayant apporté une assez jolie dot, il ne se prévalut pas de ce droit, et qu'ils firent assez triste ménage.

Ces deux faits impliqueraient la nécessité de l'examen préalable; heureusement que ces cas sont extrêmement rares, puisque dans notre longue carrière, nous ne les avons rencontrés que ces deux fois. Nous tenons de notre collègue, le Dr Boddaert — mort depuis, — qui pratiqua les accouchements pendant plus de cinquante ans, un cas semblable. Comme aucun fait de ce genre n'est relaté par les auteurs, nous avons cru devoir citer ceux que le hasard nous a mis à même de constater, afin qu'ils puissent servir d'enseignement pour des faits analogues qui pourront se présenter à l'avenir.

*
* *

Acrotisme ou cessation brusque des mouvements du cœur. — Nous devons parler de cet accident, surtout au point de vue de l'anesthésie par le chloroforme et le chloral. On sait, en effet, que ces deux agents paralysent le cœur, et le danger est d'autant plus grand que l'introduction de l'anesthésique dans le sang est plus directe. C'est ainsi que nous avons vu une mort subite se produire dans le cours d'une injection intra-veineuse de chloral. On ne saurait donc approuver ce mode d'anesthésie, d'autant moins que le chirurgien a un anesthésique certain, et à l'abri de tout danger, dans le bichlorure de méthylène, lequel a une action presque imperceptible sur le cœur. Les partisans des injections intra-veineuses ne sauraient se prévaloir de morts subites pendant l'inhalation du chloroforme. A une époque, c'était le seul moyen de produire l'insensibilité du malade, et il eût fallu, à son défaut, renoncer à toute anesthésie. Aujourd'hui que nous avons le bichlorure de méthylène, les injections de chloral n'ont pas de raison d'être, et sont compromettantes pour le chirurgien.

*
* *

Nous profiterons de l'occasion de l'*acrotisme*, pour parler d'une opération plus utile, c'est-à-dire de la transfusion du sang. On sait que les premières tentatives de ce genre remontent au XVIIe siècle, et qu'elles devinrent tellement téméraires que le Parlement de France dut les défendre. Il n'en sera plus de même aujourd'hui que cette opération a des indications précises. Nous citerons un fait récent. Un individu fut transporté à l'hôpital, presque exsangue, ayant eu le bras droit et le pied gauche écrasés par une locomotive. On ne sentait plus le pouls battre, et le corps était froid, hormis aux aines et aux aisselles. La sensibilité réflexe n'était pas complètement abolie. Notre collègue, M. G. Boddaert, qui avait reçu le blessé — par une de ces déterminations promptes qui font honneur au chirurgien, pratiqua la transfusion du sang au moyen de l'appareil du docteur Casse, de Bruxelles. — 300 grammes de sang défibriné purent être introduits par la veine saphène interne, et le blessé revint à la vie. Malgré la gravité de ses blessures, il a parfaitement guéri. Ce fait démontre que le sang défibriné, c'est-à-dire ne contenant plus que ses globules rouges et son sérum, doit seul servir à la transfusion. On peut même dire qu'il ne faut jamais faire l'opération de bras à bras, parce que la fibrine, en se coagulant, peut donner lieu à des embolies dans les vaisseaux du cœur ou des poumons. Quoi qu'il en soit, la transfusion du sang est une des belles conquêtes de la chirurgie, mais il ne faut pas la compromettre en l'appliquant hors de propos.

Hématidrose. — L'hématidrose est une exsudation sanguine, complémentaire ou supplémentaire de la menstruation, c'est-à-dire ayant lieu à des époques périodiques, ordinairement aux mains, aux pieds, au front, au côté gauche, et étant précédée d'une vive démangeaison, qui force le malade à s'y gratter. L'imagination n'est pas, également, étrangère à ce fait, comme chez Louise Lateau. L'exsudation sanguine a lieu sans déchirure de la peau. D'ordinaire, c'est par les canaux sudorifères que le sang vient sourdre, comme la sueur.

Hypochondrie. — L'hypochondrie passe généralement pour un mal imaginaire ; ce n'est pas un motif d'abandonner les malheureux hypochondriaques à leur triste sort. C'est dans ces cas surtout que le médecin doit faire la cure morale. En voici un exemple :

Un hypochondriaque vint me consulter, se croyant empoisonné par le cuivre. Il avait apporté un crottin (1) du volume d'un gros tuyau de pipe — qu'il avait fait sécher au four. Il me fit remarquer les points scintillants qui, pour lui, étaient du cuivre. Il eût été superflu de vouloir lui faire comprendre que les personnes de son tempérament ont généralement les matières fécales noires et comme résineuses, et qu'elles s'effilent à cause de l'étroitesse spasmodique de l'intestin. Je lui dis que j'allais soumettre la substance à l'analyse, et de revenir me voir dans quelques jours. En attendant, je lui prescrivis des pilules de croton avec de la mie de pain, à en prendre le soir une avec une cuillerée d'huile de ricin. Il revint au jour dit — preuve que

(1) Boileau a dit :

Le latin dans ses vers brave l'honnêteté.

Il en est de même du médecin dans ses explications.

j'avais obtenu sa confiance. — Je lui présentai une fiole dans laquelle il y avait du cuivre, lui disant qu'elle allait changer en bleu. — J'avais, en effet, mis dans la fiole du sulfate de cuivre, qui précipita en un bel azur en y laissant tomber quelques gouttes d'ammoniaque. Je lui fis donc continuer le traitement, ajoutant quelques granules d'hyosciamine pour le spasme de l'intestin; et lui dis de m'apporter, dans quelques jours, un nouveau crottin pour la contre-épreuve. Il fut fidèle au rendez-vous, et m'avoua qu'en effet il se sentait beaucoup mieux, que ses garde-robes étaient devenues faciles, à preuve le crottin nouveau qu'il m'apportait, et qui était d'une respectable grosseur. Les matières étaient, en effet, mieux élaborées, et je lui fis remarquer que la cassure ne présentait plus de points brillants. Il convint qu'il était complètement désempoisonné. Pour le fortifier dans cette conviction, je le remis à une troisième visite, afin, lui dis-je, d'avoir le temps de soumettre la substance à l'analyse chimique. Au jour convenu, je lui présentai une fiole ne renfermant que de l'eau, et où je versai quelques gouttes d'ammoniaque, — sans réaction aucune, on le comprend. — Chez mon malade, la conviction était désormais entière, et il fut délivré de son hypochondrie, en même temps que de sa constipation.

*
* *

Que de faits nous pourrions citer ! entre autres celui d'un hypochondriaque qui prétendait ne savoir manger parce qu'il y avait une interruption entre la bouche et l'estomac. Nous lui démontrâmes le contraire en lui introduisant la sonde œsophagienne dans le gosier.

*
* *

Les hypochondriaques refusent souvent de manger parce qu'ils ne sentent point la faim ; il faut donc chercher à réveiller cette sensation par la quassine, la strychnine, et l'hyosciamine pour vaincre le spasme intestinal. Dans une visite que j'eus occasion de faire à Gheel, mon ami, feu le docteur Bulckens, médecin en chef de la colonie, me dit que, généralement, aux malades entrants il faisait donner du bouillon avec de l'huile de ricin, et que, après avoir été à la garde-robe, ils se calmaient. Que de gens sont d'une humeur détestable quand ils sont constipés !

*
* *

Melœna (vomissements de matières noires, accompagnés de déjections alvines de même nature). — Si je parle de cet accident, c'est qu'il peut être simulé, et le médecin lui-même être dupe. Je fus consulté par un tripier, pour sa fille, laquelle, me disait-il, vomissait à chaque instant des matières noires. L'aspect bien portant de la malade me donna des soupçons; je dis donc au père de surveiller sa fille de près. En effet, il la surprit, une nuit, dans l'étal, dérobant un morceau de rate. C'était là la source de ses vomissements noirs. Je lui demandai pourquoi elle se livrait à ce manège? Elle ne le savait pas ! C'était une envie ! Il faut distinguer les matières noires ou mélaniques, du sang : pour cela, il n'y a qu'à les étendre d'eau. Si c'est du sang, l'eau prend une teinte rouge ; si c'est de la bile, l'eau est vert foncé.

*
* *

Nymphomanie. — La nymphomanie est une surexcitation génésique qui peut exiger la séquestration ; mais l'isolement peut amener le même résultat, tandis que les exercices au grand air et les calmants génésiques, tels que le camphre bromé et la cicutine, apaisent ces excitations impérieuses. Le médecin qui est consulté dans ces cas doit donc employer tout d'abord ces moyens.

*
* *

Physométrie (pneumatose utérine).—La physométrie est un des phénomènes les plus curieux des affections nerveuses, hystériques ou chloro-anémiques. Elle se rattache, en général, à un spasme du col utérin et à une subparalysie du corps de la matrice, qui se ballonne au point de faire croire à une grossesse. Ce ballonnement venant à disparaître tout à coup, il pourrait en résulter un fâcheux soupçon. C'est donc au médecin à s'entourer de toutes les circonstances commémoratives et actuelles pour éclairer son diagnostic.

Il se peut également qu'on croie à l'existence d'une tumeur enkystée de l'ovaire, et qu'au moment de pratiquer la ponction, la tumeur disparaisse, ainsi que nous en avons vu un cas. Nous avions été consultés — feu mon collègue le docteur Boddaert et moi — pour une femme chloro-anémique présentant dans le flanc gauche une tumeur considérable, qui rendait à la percussion un son clair. Nous convînmes donc de faire la ponction ; mais avant, nous pratiquâmes le cathétérisme. Pendant que les urines coulaient, la tumeur avait disparu. On comprend la figure que nous fîmes ! Il convient donc d'éviter de pareilles sources d'erreur. Le *Répertoire de thérapeutique dosimétrique* a relaté un cas de physométrie dissipé par l'arséniate de strychnine et l'hyosciamine.

*
* *

Ovarite. — L'ovarite ou inflammation de l'ovaire est une affection souvent méconnue au commencement, et qui peut donner lieu à des accidents fort graves et même mortels. En voici un exemple. Une jeune femme, mariée, n'ayant pas d'enfants, et ayant beaucoup souffert, depuis sa puberté, de mouvements hystériques, avec convulsions et surexcitation morale, fut prise d'un point douloureux profond, dans la région iliaque droite, avec fièvre. On eut recours aux sangsues, aux bains de siège, aux cataplasmes, aux narcotiques. La fièvre devint erratique, et une tumeur emphysémateuse se présenta dans la direction du canal inguinal. On crut à un abcès cœcal avec perforation de l'intestin. La fluctuation étant devenue manifeste, on ouvrit la tumeur avec le bistouri. Il s'en écoula un pus fétide mêlé de grosses bulles de gaz. L'abcès cessa de couler; d'où, fièvre hectique, qui entraîna la mort de la malade. A l'autopsie, on trouva le cœcum intact, et l'ovaire suppuré, formant un kyste de la grosseur du poing, et ayant contracté adhérence avec l'intestin, ce qui explique l'infiltration des gaz.

On voit par là combien il est important de recueillir les *cas rares*, afin d'éclairer le diagnostic des cas présents.

Nous citerons ici un cas de grangrène due à l'ulcération du cœcum, suite de typhlite.

Un individu entré dans notre service, à l'hôpital civil de Gand, présentait un engorgement phlegmoneux de toute la région inguinale et fessière du côté droit. La peau était d'un rouge blafard, et le malade en proie à une fièvre ataxique. Nous fîmes appliquer un caustique de Vienne, afin de borner l'inflammation. La fluctuation étant devenue sensible, nous ouvrîmes le foyer avec le bistouri. Il s'en échappa une énorme quantité de pus mêlé de gaz fétides.

L'individu succomba, et l'autopsie nous permit de constater l'ulcération de l'intestin. Ainsi, dans la typhlite, le phlegmon est diffus, tandis que, dans l'ovarite, l'abcès est circonscrit. Le médecin doit connaître cela pour s'éviter des méprises.

*
* *

Pharyngisme. — Nul symptôme n'est plus formidable, à cause de ses conséquences. En effet, il est le plus souvent l'avant-coureur de l'hydrophobie. En voici un exemple. En 1825, étant interne à l'hôpital civil de Gand, un individu fut transporté en médecine, pour une hydrophobie. Il avait les yeux hagards, brillants, la face crispée, et, par moments, était pris d'une constriction à la gorge, avec sputation de salive baveuse. Pendant le paroxysme, le pouls s'accélérait et la respiration devenait haletante. Il était question alors des vésicules que Marochetti dit exister sur les côtés du frein de la langue. Dans l'intervalle d'un accès, nous eûmes la curiosité de regarder dans la bouche : les vésicules y étaient en effet, opalines, comme de petites grenouillettes. Nous les cautérisâmes au crayon de nitrate d'argent. L'individu succomba à une congestion cérébrale. A l'autopsie, nous trouvâmes dans l'estomac un paquet de lombrics, dont quelques-uns étaient remontés dans l'œsophage, et avaient été cause ainsi du pharyngisme.

*
* *

Prosopalgie. — La paralysie faciale présente quelquefois de grandes difficultés au diagnostic. Il y a, en effet, des paralysies d'expression ou de la mimique, et des paralysies digestives et respiratoires; les premières sous la dépendance de la 7e paire (facial); les secondes, de la 5e paire (trijumeaux). La question est de savoir à laquelle de ces paires la paralysie faciale doit être rapportée. Dans les paralysies d'expression (faciales), il y a à rechercher si elles dépendent d'une lésion centrale ou d'une lésion périphérique. Nous citerons le fait suivant : Un ouvrier maçon, dans une chute d'une hauteur de plus de cinq mètres, s'est fait une blessure au côté droit externe du front. Le crâne est dénudé, sans fracture, ni fêlure. Le blessé est sans connaissance, dans un état de résolution musculaire complète ; la peau froide, le pouls à peine perceptible ; nous faisons donner une cuillerée de vin avec un granule de sulfate de strychnine, de demi-heure en demi-heure. Pansement à l'eau sédative. Le surlendemain, à la réaction, il y a paralysie du côté droit de la face, et rétraction du côté opposé. La chaleur animale monte à 38 et 39° c. Le blessé donne des signes de connaissance. Nous faisons reprendre la strychnine avec l'acide phosphorique : un granule de chaque, toutes les demi-heures. Application de cinq sangsues derrière l'oreille droite. — Sedlitz. — Le blessé reprend tout à fait connaissance, mais la paralysie faciale subsiste. C'est donc là le symptôme fondamental. Mais la cause est-elle centrale ou périphérique? Est-ce une lésion de la 7e ou de la 5e paire? Cette dernière peut être exclue, puisque tous les mouvements de digestion et de respiration sont intacts.

Reste la lésion du nerf facial ou du cerveau. Or, ici est la difficulté : la lésion est-elle directe ou croisée? Ainsi, la paralysie faciale peut dépendre d'une lésion centrale du côté opposé à la plaie, ou bien d'une lésion du facial du même côté. Cela nous rappela qu'un jour nous avions eu occasion de faire l'autopsie pour un cas analogue (une plaie de tête fronto-temporale), et que nous trouvâmes le nerf facial déchiré dans l'aqueduc de Fallope, par suite de la fracture du rocher; mais, comme la déchirure n'était pas complète, les muscles expresseurs de la face étaient convulsionnés. Il pouvait donc se faire que, dans le cas présent, il y eût compression du nerf facial par un caillot, d'autant que les muscles du côté opposé de la face n'étaient pas convulsionnés. Il y a donc simplement rupture d'antagonisme. Ajoutons qu'il n'est pas probable qu'il y ait fracture du rocher ; sans cela, le blessé n'eût pas repris connaissance. — Quant à la paralysie centrale croisée, c'est-à-dire due à une lésion du facial à son origine, ou de la moelle allongée, cet accident est la plupart du temps mortel, à cause des troubles circulatoires et respiratoires. Dans l'absence de ces troubles, il n'y a aucun motif d'admettre une lésion centrale, à action croisée, mais plutôt une lésion périphérique, à action directe, c'est-à-dire du facial, au côté correspondant de la plaie de tête, cell -ci pouvant être accompagnée d'un épanchement de sang à la base du crâne. Ce diagnostic se confirma au bout de quelques jours — le temps nécessaire à la résorption du caillot. Tous les mouvements de la face reprirent leur rythme normal. On voit par ce fait que la symptomatologie, au lieu de n'être qu'une science de faits, est une science d'induction, puisqu'elle s'appuie à la fois sur l'anatomie et la physiologie.

*
* *

Nous citerons encore le fait suivant, dont le *Répertoire de thérapeutique dosimétrique* a rendu compte.

Un jeune ouvrier de fabrique a eu la tête prise entre le métier à filer et le mur ; le petit blessé fut transporté à l'hôpital presque sans pouls, ayant perdu abondamment du sang par la plaie. Il était froid et sans connaissance ; nous lui fîmes donner du vin chaud, avec un granule de sulfate de strychnine par cuillerée, tous les quarts d'heure. La réaction se fit comme dans le cas précédent, mais nous nous aperçûmes qu'il y avait rétraction du globe oculaire en dedans, et paralysie de la paupière en dehors, c'est-à-dire que la commissure interne restait entre-bâillée, tandis que l'externe retombait. L'enfant était toujours sans connaissance, mais donnant des signes de sensibilité quand on le bougeait. Il jetait, par moment, des cris, ce qui nous fit craindre l'apparition d'une méningite. Nous fîmes donc administrer l'aconitine et la vératrine (tous les quarts d'heure un granule de chaque) et appliquer des révulsifs aux jambes. Grâce à ce traitement, la fièvre traumatique fut maintenue dans ses bornes, et, petit à petit, le blessé reprit connaissance, pour entrer bientôt en voie de guérison. A quelle lésion avons-nous eu affaire ? Il est probable qu'il y a eu forte compression de l'orbite, et qu'ainsi les branches de l'ophtalmique de Willis, surtout l'oculo-moteur externe, ont été enrayées dans leur action.

On nous demandera ce que nous eussions pu faire en cas d'une lésion profonde? Ce que nous avons fait : soutenir la vitalité.

La prosopalgie, ou tic douloureux de la face, est un état souvent fort rebelle et douloureux, au point de provoquer des espèces de rages ; en voici un exemple. M. X..., pharmacien, est affecté d'un tic douloureux qui lui prend périodiquement à trois jours, trois semaines et même trois mois d'intervalle. C'est donc une fièvre à type tierce. L'accès commence, tantôt par les nerfs palpébro-lacrymaux, avec sécrétion abondante de larmes, tantôt par les nerfs faciaux, tantôt par les nerfs dentaires, avec abondante salivation. Ces accès ont manifestement trois périodes : celles de début, d'augment et de décroissance. Pendant toute leur durée, la tête est fortement congestionnée, et le malade se plaint de vives lançures, d'éblouissements, de tintements d'oreilles, de vertige et d'un état mental tout particulier qui, par moments, le pousserait à se briser le crâne contre le mur, comme dans le délire nerveux des chevaux. La position est donc très pénible. Tous les antipériodiques et antispasmodiques, les déplétifs et dérivatifs ont été employés sans succès. Le malade m'ayant consulté, je m'assurai que l'affection portait sur tous les nerfs de la face, et qu'il y avait, à la fois, périodicité et continuité, puisque, même dans l'intervalle des accès, les nerfs restaient douloureux au toucher. C'était donc à une névrite que j'avais affaire, probablement de nature rhumatismale ou palustre. Je commençai par faire appliquer un caustique à la hauteur du condyle de la mâchoire inférieure, au côté droit, siège principal de la douleur, puis je fis prendre, au moment même de l'accès, de l'aconitine, de la morphine et de la digitaline : un granule de chaque, de demi-heure en demi-heure. Le résultat de cette médication fut une sédation presque subite.

Je donnai ensuite, dans l'intermittence, de l'hydro-ferro-cyanate de quinine, à raison de douze granules par jour, ce qui eut pour effet d'atténuer les accès. Ce traitement fut repris aux époques où les accès avaient lieu, de sorte que le malade fut débarrassé de son tic douloureux en moins de trois mois. Nous ferons remarquer que la maladie durait depuis deux ans. On voit par là comme quoi, à un symptôme unique, il faut souvent opposer un traitement multiple. Or une semblable médication serait difficile en dehors de la méthode dosimétrique.

*
* *

Otorrhée. — Quoi de plus simple qu'une oreille qui coule? et cependant il peut en résulter les accidents les plus formidables. Nous citerons les faits suivants — le premier nous est personnel.

En 1829, nous fûmes pris d'une otite qui se termina par suppuration. Ce que nous souffrîmes avant la perforation de la membrane du tympan est indicible. C'était en hiver: l'oreille coulait encore quand nous commîmes l'imprudence de nous exposer au froid. Tout à coup, nous nous aperçûmes que tout tournait autour de nous, et nous eûmes toutes les peines du monde à rentrer au logis. Nous nous couchâmes sans songer à rien: mais le lendemain, en nous mettant debout, il nous sembla que le plancher était comme un roulis, au point de nous faire gagner une espèce de mal de mer. Nous nous recouchâmes et fîmes appeler un confrère, qui nous ordonna le repos et des bains de pieds. L'écoulement de l'oreille revint, et les vertiges cérébelleux cessèrent. — On connaît les expériences de Flourens sur des pigeons auxquels il avait extirpé les canaux semi-circulaires, et qui furent pris de tournoiements. C'était donc, chez nous, le petit lobule du cervelet qui, probablement, avait été atteint. Depuis cette époque, nous avons gardé des bourdonnements contre lesquels nous avons tout tenté en vain (il faut admettre qu'il existe un épaississement de la membrane du tympan, par suite de l'otite).

*
* *

Le deuxième fait est relatif à un individu atteint d'otorrhée catarrhale, et qui commit aussi l'imprudence de s'exposer au froid. L'écoulement de l'oreille se supprima brusquement, et le malade fut pris de fièvre avec violents maux de tête, à la suite de quoi il tomba dans le coma, et mourut. L'autopsie fit voir un abcès dans le lobe moyen du cerveau, au point d'épanouissement du pédoncule du mésocéphale.

*
* *

Lombago. — Il n'est sans doute pas d'affection plus vulgaire que ce qu'on nomme un effort, un tour de rein, et cependant il peut être la conséquence d'une lésion profonde. Nous citerons l'exemple suivant. Nous avions extirpé une tumeur dans l'aisselle, que nous avions jugée être un lipôme; mais l'examen anatomique nous fit voir que c'était une tumeur à noyau cancéreux, avec une coque graisseuse, comme on l'observe au sein. — Dès ce moment nous conçûmes des craintes pour la récidive. En effet, cinq à six mois après l'opération, l'individu se plaignit d'un violent lombago, qu'il attribuait à un effort, en descendant du lit. Nous fîmes appliquer des sangsues et faire des frictions, mais les douleurs lombaires dégénérèrent en paralysie du train inférieur. Plus de doute; il devait exister une tumeur dans le canal vertébral. L'influence nerveuse se retirant de plus en plus, un érésypèle cramoisi, avec zona, se montra aux lombes, et l'individu succomba à une fièvre ataxique. Nous ne pûmes obtenir de faire l'autopsie, mais le cas ne nous semble pas douteux. Il est probable que la dégénérescence cancéreuse d'une ou plusieurs vertèbres existait déjà au moment où nous opérâmes la tumeur de l'aisselle.

*
* *

Urologie. — On se figure, trop généralement, que l'urologie est une vaine science, parce qu'on la confond avec l'uroscopie, qui est l'apanage des charlatans ; tandis que c'est un moyen sérieux de diagnostic, et souvent le seul qu'on possède. Nous rapporterons l'observation suivante, que nous empruntons au remarquable ouvrage de MM. Neubauer et Vogel, traduit par M. le Dr S. Gautier.

« Une femme de 36 ans, très replète, mais ayant un aspect pâle et anémique, avec des cercles bleus autour des yeux, présentant les différents symptômes nerveux, avec hyperesthésie et spasme, que l'on comprend ordinairement sous le nom d'hystérie. Un examen plus attentif montra que l'excrétion urinaire était beaucoup augmentée (entre 3,000 à 4,000 cc.).

L'urine était jaune pâle ou jaune clair, sa matière colorante plutôt diminuée qu'augmentée (de 3 à 5); elle avait une réaction très faiblement acide, souvent même alcaline; l'acide libre était beaucoup diminué (0 gr. 5). Son poids spécifique au-dessous de la normale (1,012-1,015); la quantité des substances solides était cependant beaucoup augmentée (80-120); cette augmentation portait sur la plupart des éléments (urée, 40-49; chlore, 20-30; acide phosphorique, 5-9; acide sulfurique, 3-5). — L'urine ne renfermait aucune trace de sucre. Diagnostic : *Diabète insipide*. Chez cette malade la métamorphose de la matière se faisait évidemment avec une activité trop grande (seule, la métamorphose des globules sanguins était beaucoup diminuée; la production de la chaleur était aussi au-dessous de la normale), les excrétions étaient presque toutes augmentées, et, comme la malade vivait dans de mauvaises conditions, les pertes ainsi éprouvées ne pouvaient être réparées par une nourriture abondante : dans l'espace de deux jours, le poids de son corps diminua de près de 1,500 grammes. Sous l'influence d'une nourriture abondante et riche combinée avec les toniques (quinquina, ferrugineux) et opium, la sécrétion urinaire fut ramenée graduellement à la normale, l'aspect de la malade devint meilleur, les forces augmentèrent et les symptômes nerveux disparurent. Cependant, lorsque la malade eut repris son genre de vie antérieur, elle éprouva de temps en temps des atteintes de l'affection, c'est-à-dire d'un diabète insipide intermittent.

Cette observation nous fait voir combien les urines peuvent renseigner le médecin sur les causes des maladies de consomption. Quand on voit une personne maigrir, sans aucune lésion locale déterminable, c'est sur ce mouvement de décomposition qu'il faut porter son attention, afin de rétablir l'équilibre en augmentant le mouvement de composition. C'est sous ce rapport que les arséniates sont si utiles : l'arséniate de strychnine, l'arséniate de fer ou de quinine, selon la marche des symptômes. Ceux-ci peuvent parcourir toute la hiérarchie, les organes affaiblis manifestant leur souffrance par une sensibilité exagérée ou une hyperesthésie, qui peut aller jusqu'à l'état spasmodique ou hystériforme. Il n'y a pas encore de lésions organiques, mais il s'en développera si on ne vient au secours des forces défaillantes. Aux consultations publiques beaucoup de malades sont dans le cas d'une anémie ou d'une chloro-anémie plus ou moins profonde : aussi les arséniates doivent-ils être employés sur une large échelle, en y ajoutant le sel de Grégory et l'hyosciamine contre la douleur et le spasme. La pratique de la médecine exige beaucoup de tact, mais aussi de science, car il ne suffit pas de constater les symptômes, mais d'en déterminer la nature, afin de faire un traitement qui aille directement au but, et non les tâtonnements de l'aveugle dont parle Barthez. »

*
* *

Voici encore une observation, empruntée aux mêmes auteurs, qui prouve l'importance de l'urologie. Un homme de 57 ans, à la suite d'un refroidissement qu'il éprouva dans un voyage, fut pris d'une pneumonie du côté gauche, qui fut traitée dès le début par des ventouses et la digitale à haute dose. Le malade avait une fièvre très vive ; l'urine était plus abondante que dans d'autres cas analogues (au summum de la maladie : 900, 1,000, 1,950, 1,350, 1,200 cc.), très fortement colorée ; poids spécifique à peu près normal (1,018-1,424), et les matières solides généralement au-dessous, mais quelquefois aussi au-dessus de la normale. L'urée était augmentée (40-60) ; au début, l'acide sulfurique, qui était en plus grande quantité qu'à l'ordinaire (3 gr. 5-4), descendit plus tard au-dessous de la normale (1 gr. 18, 1 gr. 6) ; l'acide phosphorique était presque constamment augmenté (4-5-7-8). Dans les deux premiers jours le chlore n'existait qu'à l'état de traces, il se releva graduellement (8-4-7), et le huitième jour il atteignit la normale. Le malade se rétablit rapidement, malgré son âge avancé et bien qu'il eût déjà eu autrefois une pneumonie, qui probablement avait un peu altéré ses poumons. Au bout de dix jours il put quitter l'hôpital, entièrement guéri.

Ce cas offre un intérêt particulier, parce qu'il met en évidence l'action favorable exercée par la digitale sur les métamorphoses organiques. Ici, comme dans toutes les fièvres intenses, la destruction des éléments se faisait avec une intensité plus grande que de coutume ; de grandes quantités d'urée et de matières colorantes étaient formées, et une proportion d'acide sulfurique et d'acide phosphorique plus considérable qu'à l'ordinaire était enlevée aux composés organiques. Mais, chez ce malade, la sécrétion de l'urine, sans doute par l'influence de la digitale, était beaucoup plus abondante que dans d'autres cas analogues, et, en conséquence de ce fait, les produits de la décomposition des tissus furent rapidement éliminés du corps, et la convalescence fut hâtée. Je ne pense pas que l'action de la digitale dans des lésions de ce genre soit limitée à l'effet indiqué, mais je tiens à faire remarquer que, dans cet exemple, ce mode d'action du médicament est tout à fait excellent (Neubauer).

Ce que Neubauer dit de la digitale s'applique, à plus forte raison, à la digitaline, et, en général, à tous les alcaloïdes ou excito-moteurs. On a trop vu, jusqu'ici, la maladie dans la lésion organique, tandis qu'elle est, en réalité, dans l'espèce de remous et les décompositions plus rapides des humeurs et des tissus. Les anciens l'avaient compris en adoptant l'humorisme ; mais, à défaut de connaissances chimiques, ils ont dû recourir à la théorie des humeurs peccantes, c'est-à-dire les produits de la métamorphose régressive augmentée. Mais ce serait se tromper que de se borner exclusivement à cette iatrochimie ; il faut *toujours* tenir compte de la vitalité. Voilà pourquoi l'emploi des alcaloïdes domine aujourd'hui la thérapeutique. C'est le vitalisme d'Hippocrate, plus les ressources que nous présente la science moderne dans le choix des moyens. Si nous nous élevons contre le nihilisme en médecine, c'est que c'est la négation de l'art, comme le nihilisme en morale est la ruine du corps social.

Les faits que nous venons de citer prouvent que certains états morbides doivent être éclairés par les faits antérieurs; c'est pourquoi il est si important d'enregistrer ce que les anciens nommaient: *Rariora*. Il n'y a pas de praticien n'en ayant rencontré qui déroutent tout diagnostic. Mais le cas étant donné, il faut l'éclairer par le flambeau de l'anatomie et de la physiologie. Ce sont, comme a dit le professeur Spring, des *accidents* morbides, comme les accidents chirurgicaux. Le médecin consciencieux doit donc se faire un devoir de faire connaître à ses confrères les cas exceptionnels et obscurs qu'il rencontre dans sa pratique; aussi nous y engageons nos confrères de toutes nos forces.

DICTIONNAIRE

DE

SYMPTOMATOLOGIE DOSIMÉTRIQUE

DICTIONNAIRE

A

ALCALINURIE (*Excès d'alcalis dans les urines*). — IDIOSYNCRASIQUE : complications faibles. — ACCIDENTELLE : Nourriture trop végétale, eaux chargées de substances calcaires, abus des eaux minérales alcalines de Vichy, de Vals, de Contrexéville, de Carlsbad, de Mozembad. — CARACTÈRES : Urine généralement pâle, trouble, sédiments phosphatiques dégageant une odeur forte d'ammoniaque. — SUITES : Concrétions calculeuses, surtout de phosphates de chaux ammoniaco-magnésiens, irritation des voies urinaires. — TRAITEMENT : Sel de Sedlitz hypophosphite de strychnine, limonades végétales, régime tonique, acide benzoïque.

***

ACIDURIE (*Excès du phosphate acide de soude dans l'urine*). — CARACTÈRES : Urine très pigmentée, brune ou rougeâtre, laissant précipiter par le refroidissement des urates en abondance. Poids spécifique au-delà de la moyenne physiologique. — SUITES : Calculs uriques et uratiques, affections de la vessie. — TRAITEMENT : Sel de Sedlitz (usage journalier). — NERVINS : Hypophosphate de strychnine, digitaline, colchicine pour activer la diurèse (3 à 4 granules de chaque par jour) ; eaux gazeuses alcalines.

*
* *

ALGIDITÉ (*Abaissement de la température animale au-dessous de la moyenne physiologique :* 1° DANS LES AFFECTIONS NERVEUSES : Hystérie, convulsions ; 2° DANS L'ANÉMIE : Chlorose, hydroémie, hydropisie, albuminurie chronique, diabète sucré ; 3° DANS LES EMPOISONNEMENTS : Acide arsénieux, opium, ciguë, nitre, tartre stibié, sulfate de quinine à haute dose, ergot de seigle, venin de vipère (crotale) ; 4° TRAUMATIQUE : Lésions graves, commotions, contusions, déchirures ; 5° DYSHÉMIQUE : Fièvres graves, frissons de début ; 6° DANS L'INANITION ; 7° DANS LA SYNCOPE NERVEUSE, ou par suite de vides brusques dans les cavités ou les vaisseaux.

NOTA. — Il ne faut pas perdre de vue que la production du calorique animal est placée sous la dépendance de la vie, par conséquent que c'est un acte chimico-vital. Il faut donc, avant tout, chercher à ranimer la chaleur par les frictions à l'extérieur et les incitants à l'intérieur, tels que la strychnine et le vin, dont on donnera une cuillerée à café tous les quarts d'heure, avec un granule. Dès que la chaleur est revenue, on met un plus grand intervalle dans l'administration du remède. Si la réaction est trop forte, on la modérera par l'aconitine, en même temps qu'on rétablira les sécrétions par la digitaline, qu'il est prudent de combiner dans ce cas, avec l'arséniate de fer, afin de soutenir le cœur. Dans l'état algide des fièvres pernicieuses palustres, on se gardera de donner la quinine à haute dose. Il y a plus de malades qui ont été empoisonnés par le remède que par la maladie. Avis aux allopathes!

*
* *

AMÉNIE (*Absence des règles*). — Idiosyncrasique : molimen cataménial, gonflement des seins, inaptitude à la procréation. — Congénitale : anomalies des organes sexuels (Voir *Introduction*). — Dyscrasique : anémie, chloro-anémie. — Traitement : nervins, ferrugineux : arséniate de fer, de strychnine (4 granules de chaque par jour).

Nota. — L'anémie idiosyncrasique n'exige aucun traitement, à moins d'un dérangement de la santé.

*
* *

AMÉNORRHÉE (*Exsudation sanguine sans écoulement au dehors*). — Tranchées utérines, tiraillements vers les reins et à la partie interne des cuisses. — Symptômes réflexes : vomissements, céphalalgies, hypnotisme, phénomènes hystériques, magnétiques.—Causes: atrésie du col utérin et du vagin (voir *Introduction*), spasme du col et subparalysie du corps de la matrice. — Traitement : Chirurgical : incisions, dilatations ; Médical : nervins et calmants : arséniate de strychnine et hyosciamine (1 granule de chaque toutes les demi-heures jusqu'à effet).

Nota. — Il faut tenir compte de la rupture de l'antagonisme du corps et du col utérin. L'équilibre absolu n'existe point hors du temps de repos.

*
* *

AMMONIÉMIE (*Sang ammoniacal*). — Causes : *Fièvres graves* (typhus), formation directe d'ammoniaque (carbonate) dans le sang, suppression d'urine ou *anurie*, suppression de l'excrétion ou anurèse, affections inflammatoires des reins ou *pyurie*. — Suites : Fièvre urémique, à caractère intermittent, violents frissons, comme dans les fièvres palustres, transpirations ammoniacales, sécheresse persistante de la bouche, dégoût pour tout aliment animal, vomissements, diarrhée, amaigrissement, marasme. — Traitement : Arséniate de strychnine, hydroferrocyanate de quinine (de chaque 1 granule) dans l'intervalle des accès ; aconitine, vératrine, digitaline pendant les accès (1 granule de chaque toutes les demi-heures). Lavages par le Sedlitz. Alimentation rafraîchissante, limonades végétales.

Nota. — L'ammoniaque, composé peu stable, ne saurait exister dans l'économie, puisqu'il se décompose rapidement en urée. Dans les fièvres graves il se forme un carbonate d'ammoniaque, qui est un dissolvant du sang, et produit ainsi des phénomènes ataxiques ou de putréfaction, qu'on aurait tort d'attribuer aux vibrions ou bactéries. Il faut donc activer fortement la vitalité, qui est le seul antifermentatif. De là, nécessité des alcaloïdes dans toute fièvre grave.

*
* *

AGALACTIE (*Absence de sécrétion lactée*). — Congénitale : viragos, anomalies sexuelles (voir *Introduction*) ; obésité accidentelle, pertes utérines, anémie, chloroses. — Traitement : toniques et nervins : arséniate de soude, de fer, de strychnine (1 granule de chaque, trois à quatre fois par jour dans l'anémie et la chlorose).

*
* *

ACROTISME (*Manque de pouls*). — Traumatique : un coup violent à l'épigastre. — Anémique : grandes pertes de sang. — Toxique : chloroforme, chloral, digitale en substance. — Traitement : frictions, électricité, transfusion du sang, strychnine (sulf.) (1 granule tous les quarts d'heure avec une gorgée de vin).

Nota. — La transfusion du sang est une opération sans danger quand elle est pratiquée avec le soin voulu, surtout avec du sang défibriné.

*
* *

ACRODYNIE (*Hyperesthésie des papilles de la peau*). — Crampes, affaiblissement paralytique des muscles ; érythèmes : papules, vésicules. — Sueurs abondantes, œdème des paupières et aux malléoles. — Causes : grandes chaleurs (pays tropicaux), myélite, abus des médicaments métalliques : arsenic, mercure.

— Traitement : révulsifs : caustique, séton (myélite), cicutine, hyosciamine, camphre bromé (1 granule de chaque toutes les heures, jusqu'à sédation) ; — régime rafraîchissant, Sedlitz (une cuillerée à café le matin, dans un verre d'eau).

Nota. — L'acrodynie s'observe surtout à la plante des pieds et rend le moindre attouchement douloureux, au point de provoquer des convulsions, même le tétanos. Les nègres y sont très sujets. C'est une maladie réflexe dépendant de la surexcitation de la moelle épinière.

*
* *

ASPERMIE (*Défaut de sécrétion spermatique*). — Atrophie d'un ou des deux testicules, orchite ancienne, testicule vénérien, diversions génésiques ; concentration d'esprit, travail de cabinet ; névrose ; hypochondrie ; diathèses ; diabète. — Traitement : hydrothérapie, frictions, exercices gymnastiques, strychnine, ferrugineux, régime salin (voir *Diabète*).

*
* *

ASPERMATISME (*Défaut d'éjaculation*). — Absolu : Oblitération des canaux éjaculateurs. — Relative : [illegible]ment de la prostate, paralysie, spasme du péri[illegible]pressions morales. Quelquefois le sperme est re[illegible] dans la portion membraneuse du canal, d'où il s'écoule insensiblement après le coït. — Traitement de l'aspermatisme relatif : toniques, hydrothérapie ;

hyosciamine et strychnine, contre le spasme et la paralysie.

*
* *

ASTYMATISME (*Impuissance*). — Maladies constitutionnelles : Syphilis, alcoolisme chronique ; — abus des anaphrodisiaques. — Relatif : Timidité de caractère ; mauvaises habitudes ; pédérastie ; — névrose ; hypochondrie. — Absolu : Vices de conformation, atrophie des testicules. — Traitement de l'astymatisme relatif. Hydrothérapie, frictions, exercices gymnastiques. Arséniate de strychnine (5 à 6 grammes par jour), sel de Sedlitz, régime animalisé.

Nota. — L'astymatisme amène toujours à sa suite la perversion du moral. Quand l'homme est en possession de ses attributs physiques, le moral se dégrade moins : ses passions peuvent être violentes, mais non honteuses. Aussi l'éducation doit avoir pour base ce précepte des Anciens : *Mens sana in corpore sano*. — C'est ce que les *pédagogues* oublient trop souvent ; de là, les *pédérastes* qui sortent de leurs mains, quand bien même ils ne participent point à ce vice honteux. La nature ne veut pas qu'on la comprime.

*
* *

ACÉTONÉMIE (*Développement d'acétone dans le sang*). — Signes : Dépression nerveuse, lourdeur de tête, inaptitude intellectuelle, apathie musculaire, dilatation des pupilles, faiblesse des mouvements du cœur, ralentissement des mouvements respiratoires. — Causes : Abus du tabac et des spiritueux, des éthers ; s'observe quelquefois chez les diabétiques. — Traitement : Arséniate de strychnine, de fer, boissons légèrement alcalines, sel de Sedlitz, régime tonique.

Nota. — La plupart des acétonémies sont le produit d'une combustion incomplète. Dans l'état normal ou de santé, cette combustion se résout en acide carbonique, qui s'exhale par les pores extérieurs. Il faut donc tenir cette combustion à hauteur par un bon régime hygiénique, par rapport aux circumfusa (l'air), les ingesta (les aliments), les excreta (les sécrétions). Mais celles-ci ne doivent jamais dépasser la moyenne physiologique ; sans cela nous sommes en perte. L'emploi hygiénique de la strychnine est donc très utile comme incitant vital.

***

ANURIE (*Suppression de la sécrétion urinaire*). — Dans l'hystérie, dans les affections extatiques. Les fonctions des reins sont alors suppléées par la peau. — Traitement : Antispasmodiques, nervins ; hyosciamine, hypophosphite de strychnine, arséniate de fer (4 à 6 gr. de chaque par jour), sel de Sedlitz comme rafraîchissant.

Nota. — Les reins sont, à proprement parler, notre système hydraulique, pour écouler le surplus des boissons. Aussi ne faut-il jamais fatiguer ces organes par les diurétiques. — Les sels de Sedlitz, en activant la perspiration intestinale, éloignent les maladies des voies urinaires.

***

ANURÈSE (*Impossibilité d'émettre les urines*). — Névrosique : Spasme du col vésical et subparalysie du corps. — *Douloureux*: Tonique (tétanos vésical). — *Non douloureux*: Clonique, spasme choréiforme. — *Permanent* : Momentané. — Causes : *Directe* : Irritations de la vessie ; *Indirecte* : Irritations de la moelle épinière. — Traitement : Bains, lavement de chloral et de borax (comme anesthésique dans le spasme tonique) ; hyosciamine, cicutine, strychnine (dans les spasmes aigus); valérianates (dans les spasmes chroniques). — Paralytique : Centrale, lésions de la moelle épinière. — Révulsifs : strychnine. — Dyshémique : Fièvres graves, typhus, état puerpéral ; — cathétérismes ; — nervins (voir *Typhus*, *Fièvre typhoïde*, *Fièvre puerpérale*).

Nota. — Presque toujours un spasme se complique d'une paralysie : on pourrait même dire que cette dernière constitue seule le phénomène pathologique. De là, la nécessité de joindre à l'hyosciamine la strychnine. Cette règle comporte peu d'exceptions.

***

AZOTURIE (*Élévation pathologique de l'urée dans l'urine*). — Dans toutes les affections fébriles non inflammatoires, dans les congestions aiguës du foie, des reins, dans le diabète et les fièvres de consomption, de marasme. — Traitement : Strychnine (arséniate), hydroferrocyanate de quinine, arséniate de caféine (contre les accès ou poussées fébriles), aconitine, vératrine contre les congestions aiguës; sels de Sedlitz, régime salin (Voir *Diabète*).

NOTA. — Ce que nous avons dit de l'ammoniémie s'applique ici, c'est-à-dire que les matières azotées excrémentitielles doivent être brûlées. L'acide urique, par sa solubilité, se prête à l'élimination du surplus. — Ici encore la strychnine est nécessaire pour activer le processus régressif.

*
* *

ARTHRALGIES : goutteuses, rhumatismales, blennorrhagiques, syphilitiques, miasmatiques, puerpérales; toxiques (plomb, cuivre, mercure). — TRAITEMENT : aconitine, vératrine, morphine, hyosciamine (1 granule de chaque tous les quarts d'heure pendant toute la durée de l'accès) ; arséniates, benzoates, valérianates, contre les diathèses. (voir *Manuel de thérapeutique et de pharmacodynamie dosimétrique*).

NOTA. — Les arthralgies spontanées exigent un traitement interne selon les causes, si l'on veut éviter les arthrocaces ou tumeurs blanches ; c'est pour cela que la ligne de démarcation entre la médecine et la chirurgie n'existe point.

*
* *

ATAXIE LOCOMOTRICE. — GÉNÉRALE : vacillations, incertitude des mouvements, défaut d'antagonisme des mouvements volontaires ; atrophie musculaire. — CAUSES : lésions cérébro-spinales (principalement du méso-céphale), abus des spiritueux et du tabac. — Lo-

CALE : surtout aux mains et aux pieds; atrophie des muscles interosseux. — CAUSES : scléroses, induration des ganglions spinaux. — TRAITEMENT : cautérisations actuelles (thermo-cautère), arséniate de strychnine et de soude (un de chaque jusqu'à 10 granules par jour).

NOTA. — L'ataxie locomotrice progressive est toujours un signe d'une lésion centrale, qu'il faut arrêter par le cautère actuel.

*
* *

AMAUROSE. — INFLAMMATOIRE (rétinite) : photophobie, douleurs profondes dans l'œil et le cerveau, pupilles contractées, puis dilatées (passage de l'état aigu à l'état chronique), ramollissement et atrophie de la papille du nerf optique. — TRAUMATIQUE : contusions, contre-coups; lotions sédatives, strychnine (sulfate, arséniate) (1 granule de chaque 4 à 6 fois par jour). — CÉRÉBRALE : hydrocéphalie. — ABDOMINALE (vers, gastroses). — UTÉRINE : hystérie. — DYSHÉMIQUE : fièvres miasmatiques. — DIATHÉSIQUE : albuminurie, œdème sous-rétinien, glucosurie, anémie. — TOXIQUE : tabac, spiritueux, narcotiques. — GOUTTEUSE et RHUMATISMALE. — HÉMORROÏDAIRE. — CACHECTIQUE : scorbut, syphilis. — NERVEUSE : hystérie, épilepsie, chlorose. — TRAITEMENT : antiphlogistique : sangsues, onctions, badigeonnages avec l'iode, la belladone, la vératrine (teintures), eau sédative de Raspail, strychnine (sulf., arsén.), valérianates, arséniates (diathèses), benzoates (contre l'urémie).

Nota. — Dans l'amaurose irritative, il est dangereux de prolonger l'examen à l'ophtalmoscope, à cause des éblouissements qui retentissent au cerveau et peuvent donner lieu à une sidération nerveuse mortelle. Le symptôme étant donné et la cause reconnue, il est facile d'appliquer le traitement, sans avoir à revenir à chaque instant à l'examen direct.

*
* *

ANAPHRODISIE (*Absence ou suppression de tout désir sexuel*). — Causes : Préoccupations morales, état mental; mélancolie, hypocondrie, hystérisme, lésions de la moelle épinière; abus du tabac et des spiritueux, du bromure de potassium. — Traitement : Hydrothérapie, distractions morales, voyages, hypophosphite de strychnine ; arséniate, de fer, de strychnine ; sels de Sedlitz.

Nota. — L'alcool et le bromure de potassium, voilà les deux fléaux de l'humanité ; on ne saurait donc trop insister sur ce point. Il semblerait que l'homme ne trouve de plaisir que dans sa propre destruction. Le génie de la guerre parle plus fort à son imagination que le génie de la paix. Les médecins qui abusent du bromure de potassium sont comme les grands guerriers qui abusent de la guerre. De même que les bienfaits de la paix doivent être le correctif de l'esprit belliqueux, de même la strychnine doit contre-balancer les effets désastreux du bromure de potassium, ce dissolvant du corps humain.

*
* *

ALBUMINURIE (*Présence d'une quantité anormale d'albumine dans les urines*). — Causes : Hypérémie rénale, néphrite granuleuse (Bright, pression augmentée dans les vaisseaux rénaux); altérations du plasma du sang, manque d'éléments salins ; — fièvres graves : scarlatine, rougeole, variole, fièvre typhoïde, fièvre puerpérale; — intoxications par le phosphore, l'arsenic. — Symptômes : affaiblissement général, anémie, hydrémie, douleurs névropathiques ; — convulsions; éclampsie (dans l'état puerpéral); — hydropisie. — Traitement : nervins, strychnine, arséniate de fer, digitaline, régime salin ; sels de Sedlitz.

Nota. — Dans l'albuminurie il y a constamment hydrémie, c'est l'appauvrissement du plasma du sang, qui manque de principes salins (principalement le chlorure de sodium et le sulfate de magnésie). C'est donc à lui restituer les principes qu'il faut s'attacher avant tout. Mais il faut en même temps relever la vitalité par les nervins, c'est-à-dire la strychnine (sulfate, arséniate).

***

APHASIE (*Perte de la parole*). — Congestive : insolation, méningite, cérébrite. — Dyshémique : fièvres palustres, typhoïde. — Dyscrasique : syphilis, dartres. — Diathésique : glycosurie, albuminurie. — Traumatique : coups de feu, plaies du cerveau. — Organique : oblitération des artères cérébrales, abcès, tumeurs ; atrophie des lobes antérieurs du cerveau. — Traitement : nervins, antidyscrasiques (Voir *Manuel de thérapeutique et de pharmacodynamie dosimétrique*).

Nota. — L'aphasie est souvent accompagnée de dysgraphie, surtout dans les lésions organiques du cerveau.

Le *mutisme* diffère de l'*aphasie* en ce que le muet sait former et prononcer les mots et qu'on peut lui apprendre à parler par signes.

L'amnésie est la perte de la mémoire des mots.

*
* *

APOMÉNIE (*Règles déviées ou vicariantes*). — Fluxions menstruelles avec écoulement de sang par les mamelons, l'estomac, l'ombilic, la pulpe des doigts, le front (voir *Hématidrose*). Hématocèles péri-utérines, vulvaires, hémorroïdaux. — Causes : ataxie de l'utérus. — Traitement : strychnine, ergotine, hyosciamine, ferrugineux ; sel de Sedlitz comme rafraîchissant.

Nota. — La menstruation est un moyen d'équilibre pendant toute la période de nubilité, la nature tenant en réserve une certaine quantité de forces vitales pour l'être futur. Aussi ce phénomène se rattache-t-il à une ovulation, c'est-à-dire à une espèce de ponte comme chez les ovipares. Mais, en dehors de ce *nisus formativus*, il y a la question d'équilibre général : quand l'utérus ne fonctionne pas, l'effort se porte sur d'autres organes où il peut présenter du danger. Aussi faut-il s'attacher à rétablir le flux normal par des incitants propres tels que la strychnine et l'ergotine. Il faut ajouter à l'ergotine l'hyosciamine, afin d'empêcher le resserrement du col utérin. Dans les métrorrhagies, le seigle ergoté arrête l'écoulement du sang en resserrant le tissu de la matrice.

*
* *

APOPLEXIE. — Attaque soudaine : paralysie, avec ou sans perte de connaissance, lenteur du pouls, respiration stertoreuse. — CONGESTIVE. — HÉMORRHAGIQUE. — INFLAMMATOIRE : méningite, cérébrite. — SÉREUSE : anasarque aigu, albuminurie, ascite. — DYSHÉMIQUE : fièvres larvées : scarlatine, typhus, rougeole, variole. — NERVEUSE : épilepsie, éclampsie. — ISCHÉMIQUE : thrombose, embolies (endocardite, maladies de la rate, des reins). — TRAITEMENT : dérivatifs, sangsues à l'anus, drastiques ; nervins : acide phosphorique, sulfate de strychnine (1 granule de chaque toutes les demi-heures) ; quinine (sulf., arsén.) dans les fièvres larvées (voir ce mot) ; arséniates, iodés, ferrugineux (dans les dyscrasies).

NOTA. — Dans l'apoplexie, quelle que soit sa nature ou sa cause, il faut être réservé avec les déplétions sanguines générales, de peur d'augmenter le collapsus et de précipiter la catastrophe. Le vide qu'on produit ainsi dans les vaisseaux détermine un nouvel épanchement de sang. Dans l'apoplexie, la strychnine est indiquée par la lenteur du pouls et la dépression de toutes les fonctions. Il ne faut pas perdre de vue que beaucoup d'apoplexies sont plutôt des fièvres apoplectiformes, qui réclament l'emploi de la quinine. En 1826, nous avons assisté à une épidémie de fièvre larvée qui a emporté tous les individus qu'on saignait.

*
* *

ATAXIE musculaire ou MYOTROPHIE. — 1° Par défaut d'influx nerveux; 2° par défaut de nutrition ; 3° par dégénérescence graisseuse. — SIGNES : amaigrissement, atrophie des muscles, pertes, paralysie progressive. — CAUSES : dans les nerfs : scléroses, neurômes ; dans les artères : oblitérations, rétrécissements.

— TRAITEMENT : strychnine, ferrugineux, hydrothérapie, frictions onctueuses, gymnastique. — Faradisation.

NOTA. — L'atrophie débute insensiblement et en dehors de tout trouble fonctionnel apparent, dans un muscle isolé ou même dans une partie restreinte d'un muscle, le plus souvent dans les éminences thénar et hypothénar et les muscles interosseux. Dans les premiers temps, les muscles atteints sont le siège de mouvements fibrillaires suivis de la perte du mouvement musculaire. — Jamais il n'y a trouble des sens spéciaux, ni dans l'intelligence. L'atrophie gagne successivement les bras et les jambes et l'individu ne peut plus marcher qu'en fauchant. Cependant il n'y a aucune douleur ou fourmillement comme dans la myélite. Cruveilhier est le premier qui a fait voir, dans l'atrophie musculaire, l'atrophie des racines antérieures des nerfs rachidiens. Des altérations analogues ont été constatées dans le nerf trisplanchnique.

On a observé souvent la myotrophie chez les nouveau-nés, preuve que c'est une altération du *nisus formativus*.

* * *

ATONIE (*Perte de ton des tissus*). — 1° NUTRITIVE : amaigrissement, marasme. — 2° DYSHÉMIQUE : pertes ou appauvrissement du sang : anémie, chlorose, hydroémie, scorbut, anémathose, cyanose. — 3° ADYNAMIQUE : épuisements nerveux, excès vénériens, de travail de tête. — 4° CACHECTIQUE : scorbut, cancer, syphilis, scrofulose. — 5° CÉRÉBRO-SPINALE : scléroses, ramollissements, atrophie. — TRAITEMENT : vital : strychnine ; physique : styptiques, acide tannique, ferrugineux.

Nota. — L'atonie est un phénomène à la fois physique et vital, puisqu'il y a perte d'élasticité et de contractilité organique insensible : en un mot, c'est un phénomène intracellulaire, comme l'a si bien dit Virchow, qui a placé la source de la vitalité dans la cellule organique et non dans un simple rapport des molécules, comme dans le monde minéral. En tant que phénomène physique, le ton consiste dans un resserrement de la fibre organique, et comme phénomène vital dans une expansion ou gonflement de la cellule primitive et, par conséquent, de la fibre elle-même. Voilà pourquoi le traitement tonique doit être à la fois vital et physique. On ne remplirait qu'imparfaitement le but en employant ce dernier seul. Ainsi, dans la chloro-anémie, si l'on veut avoir les effets thérapeutiques des ferrugineux, il faut les associer à la strychnine, qui est le médicament tonique par excellence. Voilà pourquoi nous en avons fait le pivot de la thérapeutique, parce que nos organes, dans l'état de maladie, ne sont plus d'accord et qu'il faut les remonter, comme un instrument à cordes. Pour compléter la comparaison, le doigt du musicien par la pression *sentie* est pour beaucoup dans cet accordement. — Il y a des artistes qui jouent faux même avec un instrument juste. Il en est de même pour nos organes, qui ont besoin de *se sentir*. Or, c'est la strychnine qui est ici l'incitant vital.

*
* *

ANASARQUE. — Causes : stases veineuses, œdème des poumons, affections organiques du cœur, hyperémies rénales, albuminurie, cancers, tubercules, empoisonnements métalliques : arsenic, mercure. — Traitement : digitaline, strychnine (arsén.) (1 granule de chaque 4 ou 5 fois dans la journée). — Régime tonique.

Nota. — L'anasarque veineuse exige l'emploi de la strychnine, à moins d'une cause organique, sténotique, où l'effort du médicament viendrait se heurter contre l'obstacle. C'est surtout à l'arséniate de soude qu'il faut s'adresser.

B

BLENNORRHÉE AIGUE (*Chaude-pisse*). — SIMPLE : 1er degré : dans la fosse naviculaire ; 2e degré : dans la portion spongieuse du canal (chaude-pisse cordée) ; 3e degré : dans les portions membraneuses et prostatique. — Symptômes consensuels : orchite, arthralgies. — SYPHILITIQUE : chancre intra-uréthral (voir *Syphilis*.) — TRAITEMENT : repos absolu, bains, lotions à l'acide salicylique ; — digitaline, colchicine, pipérine, cubébine (1 granule de chaque toutes les heures) (forme aiguë) ; — tannin, arséniate de fer (1 granule de chaque 4 à 5 fois dans la journée) (forme chronique) ; traitement antisyphilitique (voir *Syphilis*).

NOTA. — Le copahu, dans la forme aiguë, ne fait qu'augmenter l'irritation ; aussi faut-il s'en abstenir, pour recourir aux calmants locaux et généraux. Le tannin est indiqué à la fin, dans la goutte militaire.

***

BLENNURIE (*Urines muqueuses*). — Dépôts filaires, quelquefois denses ; se dissolvant dans l'acide nitrique (ce qui les distingue des dépôts albumineux). — CAUSES : catarrhes, cystite chronique. Dans ce dernier cas, l'urine est constamment ammoniacale. — Le ferment du mucus peut également donner lieu à la formation de carbonate d'ammoniaque et précipiter les phosphates terreux, venant se mêler dans les dépôts. — TRAITEMENT : lavage par les sels de Sedlitz; digitaline, acide benzoïque pour amener la limpidité des urines. Hyosciamine, cicutine; contre le spasme du col vésical : strychnine (sulfate); contre l'inertie du corps : acide salicylique en limonade.

NOTA. — Le mucus contenu dans les urines les fait aigrir, comme la bière; en y introduisant de l'acide salicylique, on empêche cette fermentation. De là, l'utilité des boissons salicylées. On fera donc bien d'introduire ce produit dans l'usage domestique.

***

BLÉPHAROSPASME. — TRAUMATIQUE : coups, blessures. — INFLAMMATOIRE : conjonctivites, ophtalmies aiguës. — DYSCRASIQUE : ophtalmie scrofuleuse, rhumatismale, syphilitique. — PROFESSIONNELLE : graveurs, horlogers. — RÉFLEXE : dentition, gastrose, vers, aménorrhée. — HYSTÉRIQUE. — TRAITEMENT : lotions fortifiantes, sédatives, Sedlitz strychnine, camphre bromé, vermifuges, ferrugineux, antispasmodiques (voir *Manuel de pharmacodynamie*).

NOTA. — Le blépharospasme aigu exige l'emploi combiné de la strychnine, de l'hyosciamine et de l'aconitine pour abattre la douleur et le spasme.

*
* *

BLÉPHAROPLÉGIE (*Chute de la paupière supérieure*). — TRAUMATIQUE. — CÉRÉBRALE : tumeurs intra-crâniennes, épanchements. — RHUMATISMALE. — RÉFLEXE : vers, masturbation. — DYSHÉMIQUE : fièvres graves. — DYSCRASIQUE : glycosurie, anémie. — NERVEUSE : hystérie, éclampsie, aménorrhée. — TRAITEMENT : nervins, toniques, antispasmodiques, anthelminthiques.

NOTA. — La blépharoplégie est un symptôme grave quand elle se rattache à une lésion du cerveau. Elle peut être le résultat d'un coup ou d'une lésion sus-orbitaire.

C

CONVULSIONS. — CÉRÉBRO-SPINALES : méningite, hydrocéphalie aiguë; tumeurs. — RÉFLEXES : irritations gastro-intestinales, helminthes, dysménorrhée. — DYSHÉMIQUES : fièvres graves, urémie, cholémie (voir ces mots). — NERVEUSES : épilepsie, éclampsie. — TRAITEMENT : aconitine, vératrine, hyosciamine, digitaline, strychnine, arséniates vermifuges (voir *Manuel de pharmacodynamie*).

NOTA. — On peut dire que les convulsions sont plutôt *sine materia* que *cum materia ;* en effet, dès que la trame nerveuse est détruite, elle perd la faculté de manifester. Or cette manifestation consiste dans une mobilité, un défaut de résistance à l'agent morbide ou aux actions réflexes. C'est pourquoi il faut, généralement, recourir dans les convulsions à la strychnine, en y ajoutant les modificateurs causaux.

*
* *

CHYLURIE (*Présence du chyle dans l'urine*). — CAUSES : chylose insuffisante, dans les climats torrides, maladie du foie (cyrrhose). — SYMPTÔMES : consomption, hydropisie, présence de granulations moléculaires dans le sérum ; hypertrophie des reins. — TRAITEMENT : nervins : hypophosphite de strychnine, arséniates de fer, de soude ; quassine aux repas ; digitaline ; colchicine ; contre l'hydropisie : sel de Sedlitz comme rafraîchissant.

NOTA. — Quoique chez les mammifères et chez l'homme les reins n'aient pas de veine-porte, comme chez les oiseaux (système de Jacobson), ils peuvent, dans des circonstances pathologiques, se charger des produits de la chylose. On comprend que c'est une pure perte pour l'économie, puisque ces produits sont immédiatement éliminés. Il faut donc réveiller les organes chylopoïétiques par la strychnine et la quassine. La digitaline et la colchicine ont seulement pour effet d'enlever l'eau des hydropisies.

*
* *

CHROMATURIE (*Colorations anormales de l'urine*). — Dédoublement de l'uroxanthine ou *urrhadine* et uroglaucine : indigo rouge et indigo bleu. — CAUSES : urines acides, cystite, néphrite. — TRAITEMENT : boissons diurétiques alcalines, sel de Sedlitz comme rafraîchissant. — Benzoate de lithine ; strychnine, arséniates.

NOTA. — Ces dédoublements sont purement chimiques, mais prouvent un excès du processus nutritif. Il faut donc achever le mouvement de composition par la strychnine et les arséniates.

*
* *

CONSTIPATION. — SABURRALE. — INFLAMMATOIRE : gastro-entérite, hépatite, etc. — TOXIQUE : plomb, mercure, sous-nitrate de bismuth, alun. — STÉNOTIQUE : rétrécissements, corps étrangers. — HYPERÉMIQUE : congestion de l'intestin. — SPASMODIQUE : névroses, hypocondrie, épilepsie, éclampsie. — PARALYTIQUE : apoplexies, compressions cérébrales. — ORGANIQUE : cancers, dégénérescences. — TRAITEMENT : sel Sedlitz, bains, sangsues (forme aiguë), hyosciamine, strychnine (paralysie et spasme), bains de vapeur sulfhydriques, iodés (intoxications métalliques), antispasmodiques, calmants (cancers) (voir *Manuel de pharmacodynamie*), sondage, cathétérisme intestinal (corps étrangers, boules stercorales).

NOTA. — La constipation habituelle dépend d'une sécheresse de l'intestin et sera levée par l'emploi journalier du sel de Sedlitz — Les pilules drastiques ne font que resserrer le ventre et à la longue produisent des lésions organiques du gros intestin. Le podophyllin convient dans l'atonie ou paresse abdominale. — Les retards prolongés exigent les huileux, notamment l'huile de ricin.

*
* *

COXALGIE. — Psoïte : cuisse rétractée, extension douloureuse, — Sciatique : cuisse étendue, flexion douloureuse. — Coxite : douleur au côté interne du genou, jambe rétractée, allongement du membre, puis raccourcissement. — Rhumatisme : douleurs dans tous les muscles et les articulations. — Spasme : rigidité musculaire. — Traitement : sangsues, vésicatoires (forme aiguë), caustique de Vienne (coxarthrocace), immobilisation du membre et extension graduée ; aconitine, vératrine, morphine (rhumatisme sciatique), frictions térébenthinées, bains de vapeur. — Altérants : Iode, huile de foie de morue.

Nota. — Les coxalgies doivent être surveillées de près, surtout chez les enfants, à cause des luxations spontanées. Toute douleur persistante de la hanche doit être enlevée par le caustique de Vienne et l'immobilisation du membre.

*
* *

CRAMPES. — Spasme brusque, involontaire, douloureux d'un ou plusieurs muscles. — Irritatives : myélite, névrite, névrose, corps étrangers (tétanos). — Réflexes : gastro-entérique, ovarique, utérine. — Miasmatiques : choléra. — Traitement : bains, sangsues, émollients (forme aiguë, calmants, hyosciamine et strychnine) (voir *Manuel de pharmacodynamie*).

NOTA. — Les crampes intestinales donnent souvent lieu aux étranglements internes ou *miserere*, il faut donc les combattre par l'hyosciamine, jusqu'à effet.

*
* *

CHORÉE. — Mouvements désordonnés, involontaires des muscles, principalement de la face et des membres, tantôt d'un côté, tantôt des deux côtés. — Diminution de l'intelligence, tendance à la paralysie. — INFLAMMATOIRE : méningite, hydrocéphalie. — NERVEUSE : épilepsie, éclampsie, hystérie. — DYSCRASIQUE : anémie, chloro-anémie, lymphatisme. — RÉFLEXES : irritations gastro-intestinales, dents, vers. — TRAITEMENT : révulsifs, nervins, strychnine, toniques, phosphore, cyanure de zinc, de soufre, arséniates, iodés (voir *Manuel de pharmacodynamie*).

NOTA. — La chorée est due surtout une mobilité ou faiblesse nerveuse et exige l'emploi de la strych ne. La chorée se manifeste à des degrés variables : depuis de simples tiraillements, grimaces ou gestes, jusqu'à des troubles convulsifs de tous les muscles. Elle se distingue de l'épilepsie en ce qu'il n'y a pas perte de connaissance, de l'intelligence, et que le pouls est plutôt ralenti qu'accéléré, et qu'il n'y a pas d'écume à la bouche.

*
* *

CATALEPSIE. — Raideur extatique, hypnotisme, état magnétique. — CONGESTIVE. — NERVEUSE : hystérie. — DYSCRASIQUE : anémie, chlorose. — RÉFLEXE : irritations intestinales. — TRAITEMENT : déplétions sanguines, dérivatifs, nervins et antispasmodiques : arséniate de strychnine, hyosciamine, ferrugineux.

NOTA. — La catalepsie ou rigidité marmoréenne se distingue du tétanos par l'absence de toute douleur ou secousse galvaniforme. Ici encore, c'est à un spasme intracrânien et intrarachidien qu'il faut attribuer l'affection. Mais ce spasme est lui-même le résultat de la rupture d'équilibre entre les faisceaux moteurs et les faisceaux sensibles : de là, la nécessité d'employer concurremment la strychnine et l'hyosciamine.

***

CHOLÉRINE. — État bilieux, flux de ventre, malaise, nausées, vomissements bilieux, transpiration froide.— TRAITEMENT : lavage intestinal par le Sedlitz, strychnine (sulfate) et hyosciamine, pour régulariser l'action intestinale.

NOTA. — La cholérine est due à un ferment, soit interne, soit externe, et exige avant tout le lavage intestinal par le sel de Sedlitz.

***

CHOLÉRA INDIEN. — PRÉMONITOIRE : diarrhée, dabord bilieuse, puis séreuse; rizacée, dépression générale, transpiration froide. — FOUDROYANT : crampes, cyanose, suppression des urines, absence de pouls et de chaleur. — TRAITEMENT : Sedlitz, puis strychnine et hyosciamine, digitaline (voir *Manuel de pharmacodynamie*), frictions énergiques, aconitine, vératrine, dans la période de réaction.

NOTA. — Dans la forme algide, toute absorption étant suspendue, il faut se borner aux moyens externes, — comme dans l'asphyxie. Quand la réaction est survenue, il faut la soutenir par les nervins et la modérer, s'il y a lieu, par les défervescents.

*
* *

CYANOSE (*Sang noir*). — 1° ASPHYXIQUE : extinction ou asphyxie des globules rouges par les gaz asphyxiques ou méphytiques : oxyde de carbone, hydrogène, phosphore. — MIASMATIQUE : choléra, scorbut aigu. — 3° TOXIQUE : ciguë, nitre, chlorate de potasse. — 4° PARALYTIQUE : période de frissons; des fièvres et des inflammations. — 5° ORGANOPATHIQUE : pneumothorax, maladies organiques des poumons, du cœur. — 6° STRIDULEUSE ou SUFFOCATIVE : angine de poitrine, croup. — 7° CONGÉNITALE : persistance du trou de Botal, anomalies vasculaires. — TRAITEMENT : transfusion du sang (cyanose asphyxique), arséniates de strychnine, de quinine (choléra morbus aigu) ; émétique, émétine, café noir (empoisonnements) ; strychnine, puis aconitine, vératrine (fièvres et inflammations) ; strychnine, digitaline, aconitine, vératrine (maladies organiques) ; strychnine, hyoscíamine, hydroferrocyanate de quinine, sulfure de calcium (angine de poitrine, croup, diphtérie).

NOTA. — Il faut distinguer la cyanose par asphyxie du sang, de la persistance du sang à l'état veineux ou du mélange du sang artériel ou du sang veineux. Dans la cyanose proprement dite, il y a extinction des globules rouges qui ne sont plus en état de se rallumer, comme des charbons sur lesquels on a versé un liquide extincteur. De là, nécessité de renouveler les globules par la transfusion sanguine. Cette opération ne présente aucun danger quand on a soin de défibriner préalablement le sang qu'on va injecter. Elle peut se faire avec une simple seringue ou avec un appareil *ad hoc*, mais jamais de bras à bras, à cause du danger des embolies. — Dans la cyanose miasmatique il faut relever la vitalité ou l'influx nerveux momentanément suspendu, par les alcaloïdes : strychnine, aconitine, vératrine. — Dans la cyanose organopathique il faut se comporter d'après la nature des lésions. Enfin, dans la cyanose spasmodique ou striduleuse, il faut attaquer à la fois la cause et les effets : sulfure de calcium contre les microzymas, strychnine, hyosciamine, hydroferrocyanate de quinine contre le spasme.

*
* *

CARDIOPATHIE. — Hyperesthésique : pouls fort et dur, état pléthorique (surtout chez les grands mangeurs), face rouge, injectée. — Hyposthénique : passions déprimantes, peur, frayeur ; pouls faible, face pâle. — Asthmatique : spasme et paralysie des bronches, étouffements, face cyanosée. — Exophtalmique ou goîtreuse : anémie, pouls veineux, tendance à la syncope. — Angineuse : douleurs vives rétrosternales, irradiant dans l'épaule et le bras gauche, anxiété, pouls irrégulier. — Dyspeptique : mauvaises digestions, sueurs froides, lipothymie. — Toxique : abus des alcooliques et des narcotiques : face pâle, œdème, anémie. — Rhumatismale : douleurs dans les membres, procédant par accès. — Arthritique : accès de goutte, pouls petit, atone, face pâle, bouffie. — Névrosique : hystérie. — Atrophique : marasme, consomption. — Dyshémique : dans les fièvres graves : rougeole, variole, fièvre typhoïde. Organique : dégénérescence du cœur, graisseuse ou autre, anévrisme actif : battements tumultueux, bourdonnements d'oreilles; passif : pouls veineux, infiltration des membres; lésions des valvules : mouvements irréguliers, suppressions de quelques contractions systoliques, peau froide et pâle, sentiment de défaillance avec conservation de l'intelligence, etc. — Traitement : déplétions sanguines (dans l'état pléthorique); — digitaline et arséniates dans l'état subaigu; — hyosciamine, contre le spasme; — hydroferrocyanate de quinine, dans la forme périodique.

Nota. — Toute maladie du cœur est une cardiopathie au début; par conséquent, il faut agir sur cet organe par son calmant propre, la digitaline, en associant cette dernière à la strychnine et même au fer, afin d'empêcher le développement anormal ou hypertrophique. — Le cœur est un muscle creux dont les cavités doivent se vider à chaque systole; la régularité de cette espèce de pompe foulante et aspirante ne peut avoir lieu qu'à cette condition.

***

CHLORURIE (*Excès de chlore et sel marin dans les urines*). — Diminuée dans les maladies aiguës, dans les sudations exagérées, les diarrhées, le diabète insipide. — Traitement : régime salin; sel de Sedlitz; arséniate de strychnine, de quinine, ferrugineux.

Nota. — Dans les maladies consomptives, c'est un fâcheux symptôme quand les malades se plaignent d'un goût douceâtre, comme si le sang leur remontait dans la bouche ; c'est un signe du manque d'éléments salins dans le sang. Aussi le Dr Amédée Latour a-t-il fait du chlorure de sodium la base du traitement de la tuberculose pulmonaire, conjointement avec l'opium et le tannin. Le sel marin est donc indispensable à l'homme dans l'état de santé comme dans l'état de maladie. Il empêche la décomposition des liquides et l'altération des tissus.

*
* *

CHOLURIE (*Présence d'une quantité anormale du pigment biliaire dans l'urine*). — Causes : Augmentation de pression dans la circulation porte et hépatique, stase biliaire dans le foie, spasme des canaux hépatiques, résorption du pigment biliaire. — Symptômes : Ictère général, résorption de la bile, alanguissement général, soif, bouche amère, température déprimée, pouls faible, hypostase pulmonaire cérébrale, vertiges, fièvre bilieuse, vomito-négro. — Traitement : Sel de Sedlitz, quassine, hyosciamine, strychnine, ferrugineux ; aconitine, vératrine contre la fièvre.

Nota. — La bile, par son alcalinité, est un dissolvant de la cellule organique. Dans la fièvre jaune, les cellules du foie ont presque entièrement disparu. Il faut donc empêcher l'état ictérique par le lavage journalier au moyen du sel de Sedlitz. Cette précaution est indispensable dans les pays chauds. En outre, il faut relever et soutenir la vitalité par l'arséniate de strychnine et l'hydroferrocyanate de quinine.

*
* *

CARDIODYNIE. — Douleur rétrosternale, anxiété, tendance à la syncope. — CARDIAQUE : péricardite, endocardite (voir *Manuel de thérapeutique dosimétrique*). — AORTIQUE : face pâle, absence de pouls, — convulsions anémiques. — RHUMATISMALE : coïncidant avec les douleurs musculaires générales. — NERVEUSE : dans l'hystérie, la chloro-anémie. — TRAITEMENT : arséniate de strychnine et hyosciamine, arséniate de fer, d'antimoine (voir *Manuel de pharmacodynamie*).

***

CYSTODYNIE. — Douleur vive dans la région hypogastrique ou au périnée, se calmant par la pression ; due, le plus souvent, au froid ou aux boissons acides, avec spasme du col et subparalysie du corps de la vessie, avec dysurie ou rétention complète d'urine, et qu'augmente le cathétérisme ; dépendant souvent de la sclérose des cordons postérieurs de la moelle épinière. — TRAITEMENT : Bains, sel de Sedlitz comme rafraîchissants. Hyosciamine, cicutine, strychnine, contre le spasme et la paralysie, ferrugineux.

***

CYSTITE (*Catarrhe aigu*). — Douleur compressive ou brûlante à l'hypogastre ou au périnée, augmentée par la pression ou le simple toucher (péritonite), miction brûlante comme un fer rouge (uréthrite), ténesme rectal, douleurs rénales et rétraction douloureuse des testicules.

— Urines rouges, denses, sanguinolentes, muco-purulentes, acides ou ammoniacales. — CAUSES : Plaies, contusions, opérations, refroidissements, calculs, corps étrangers, tumeurs. — TRAITEMENT : Bains, sangsues, sel de Sedlitz, aconitine, vératrine, contre la fièvre ; cicutine, hyosciamine, contre la douleur et le spasme ; hydroferrocyanate de quinine, contre les frissons.

*
* *

CRÉATINURIE (*Créatine dans l'urine*). — Augmentée dans toutes maladies aiguës où la nutrition est suspendue, dans le rhumatisme musculaire, dans l'ataxie locomotrice ou paralysie progressive, dans l'urémie. — TRAITEMENT : Arséniate de strychnine, pour activer la nutrition ; diète fibrinée, bouillon ; sel de Sedlitz, comme rafraîchissant.

NOTA. — La créatine a sa source principale dans la métamorphose de la substance musculaire, il ne faut donc pas s'étonner qu'elle se retrouve plus abondante dans les urines dans les maladies d'émaciation. Aussi rien de plus nuisible aux malades qu'une diète trop absolue. Le fort consommé équivaut ici aux meilleurs médicaments. Dans les hôpitaux, ce qu'on épargne à la cuisine s'en va à la pharmacie, c'est-à-dire, le plus souvent, à l'évier.

D

DIABÈTE. — Symptômes : Sucre de glucose en dissolution, en proportions variables (10 à 20 pour 1,000), ordinairement trois à quatre heures après les repas copieux et féculents ; en général, plus le jour que la nuit ; acétone dans l'urine qui a une odeur de foin ; diminution de l'urée et des phosphates (la réapparition des urates et des phosphates annonce la fin du diabète); sécrétion de l'urine augmentée (*polyurie*) ; soif intense (*polydipsie*) ; sécheresse de la bouche et du gosier ; goût sucré dans la bouche ; appétit ordinairement augmenté (polyphasie) ; maigreur extrême ; peau sèche ; température abaissée, à moins de fièvre ; affaissement du moral, fatigue extrême ; horreur du mouvement ; troubles visuels ; prurit génital ; éruptions prurigineuses et herpétiques ; *névralgies* ; névroses ; phtisie diabétique, néphrite granuleuse, albuminurie. — Causes : Excès vénériens ou solitaires ; alimentation insuffisante ; misère ; irritations de la moelle épinière et du cerveau (plancher du ventricule médian). — Traitement : Strychnine (arséniate, sulfate) pour activer la combustion ; aconitine, dans la période fébrile ; arséniate de caféine, hydroferrocyanate de quinine, dans la période de consomption. Régime salin et animalisé ; sel de Sedlitz comme rafraîchissant ; exercices modérés.

NOTA. — Le diabète indique toujours une insuffisance de la nutrition; il faut donc achever cette dernière par la strychnine. Il est vrai qu'il y a polyphasie; mais ce n'est pas ce qu'on mange qui profite, c'est ce qu'on s'assimile.

*
* *

DIDYMALGIE (*Tic douloureux du testicule*). — ATROPHIQUE : par suite d'orchite. — NÉPHRITIQUE : calculs rénaux. — NÉVROSIQUE : hypocondrie. — TRAITEMENT : toniques, calmants; au besoin, la castration.

NOTA. — La didymalgie est un état grave qui peut conduire au suicide; c'est pourquoi dans les cas rebelles, il ne faudrait pas reculer devant la castration.

*
* *

DÉLIRE. — SIDÉRATIF : insolation, excès de travail, veilles. — CONGESTIF : excès vénériens et de boissons, fatigues exagérées. — INFLAMMATOIRE : méningite, encéphalite, érysipèle de la face. — RÉFLEXE ou SYMPATHIQUE : abdominal, utérin. — DYSHÉMIQUE : *fièvres graves* : exanthèmes aigus, typhus. — TOXIQUE : opium, belladone, hachisch, alcool, chloroforme, gaz asphyxiques. — DYSCRASIQUE : goutte, rhumatisme. — PAR INANITION : délire, de la faim. — NERVEUX : hystérie, phrénopathie.

En général, dans le délire, la connaissance est conservée tant que la substance du cerveau n'est pas altérée, mais il y a trouble dans les perceptions et les idées.

— Traitement : décongestionnants, dérivatifs, dans l'état aigu; nervins et toniques dans l'état subaigu : acide phosphorique, sulfate de strychnine, hydroferrocyanate de quinine, contre les accès; aconitine, vératrine, comme défervescents (voir *Manuel de pharmacodynamie*).

Nota. — Le délire des ivrognes (*delirium tremens*) se calme par la strychnine et la digitaline beaucoup mieux que par l'opium. Un granule de chaque toutes les demi-heures, jusqu'à sédation.

*
* *

DERMALGIE (*Hyperesthésie cutanée*). — Irritative : rubéfiants, érythèmes, zona. — Affections de la moelle épinière, hydrocéphalie aiguë des enfants. — Traitement : vératrine, aconitine, cicutine, camphre bromé.

Nota. — Dans toute dermalgie, il y a irritation de la moelle épinière ; c'est donc celle-ci qu'il faut calmer.

*
* *

DIURIE (*Fréquence d'uriner*). — Causes : Excitabilité trop grande du col de la vessie, émissions incomplètes des urines, subparalysie du corps vésical, abus des alcooliques, dans la convalescence des fièvres graves. — Traitement : Cicutine, strychnine (3 à 4 granules par jour de chaque) ; toniques, ferrugineux, sel de Sedlitz, pour le lavage de la vessie.

Nota. — La diurie comporte deux phénomènes : le spasme et la paralysie; l'un du col de la vessie, l'autre du corps. En donnant exclusivement l'hyosciamine on ne ferait donc que changer la diurie en incontinence, la vessie ne pouvant se vider complètement. En y associant la strychnine, on évitera cet inconvénient. De même que par la cicutine on fait taire la susceptibilité exagérée du col vésical. Le lavage au sel de Sedlitz est nécessaire pour empêcher les dépôts muqueux ou salins.

*
* *

DYSMÉNIE (*Difficulté des règles*). — Maladies, changements dans le moral, migraines avec prostration, douleurs dans les reins, les lombes et le bas-ventre. Face pâle, abattue, yeux cernés, spasmes, convulsions épileptiformes, phénomènes extatiques, magnétisme animal. — Causes : État pléthorique, chloro-anémie, dérangements fonctionnels, surtout de l'estomac. — Traitement : Bains de siège, saignées *appellatives* aux malléoles, sangsues au col utérin, dans l'état d'orgasme. Ergotine, hyosciamine, cicutine, contre le spasme utérin. Arséniate de strychnine, de fer, dans la chloro-anémie, aconitine, vératrine contre l'orgasme utérin.

Nota. — Les soi-disant emménagogues ne font souvent qu'augmenter la difficulté : s'il y a orgasme, il faut le dissiper par la digitaline, l'aconitine, la vératrine. En cas d'atonie, il faut donner la strychnine, mais toujours en la combinant à l'hyosciamine, afin de détendre le col utérin. L'ergotine a pour effet de décongestionner le corps, et le fer de rendre le sang plus riche, plus pénétrant On voit que le but de la médecine ne doit pas être d'adapter un remède unique à un état pathologique donné, mais de remplir toutes les indications que cet état comporte.

*
* *

DYSPHAGIE. — Spasmodique. — Paralytique. — Nerveuse (hydrophobie) : hystérie. — Rhumatismale. — Traitement : strychnine, hyosciamine. — Arséniates. — Vermifuges (voir *Introduction*).

Nota. — Dans la dysphagie spontanée, il y a rupture d'antagonisme des plans circulaire et longitudinal de l'œsophage, c'est pourquoi l'emploi combiné de la strychnine et de l'hyosciamine peut seul lever l'obstacle dynamique.

*
* *

DYSPEPSIE (*Digestion laborieuse*). — Gastrique, avant et après l'ingestion des aliments : bouche mauvaise, salive épaisse, anorexie, langue sale à la base, avec deux stries le long de la ligne médiane; altération des ferments digestifs; éructations nidoreuses (hydrogène sulfuré); acides abnormes : butyrique, lactique, acétique; vomissements; céphalées; éblouissements de la vue, mouches volantes, tintement d'oreilles, lassitude générale, oppression, anxiété, alternatives de chaud et de froid, urines sédimenteuses : urates, phosphates, oxalates; amaigrissement, anémie, troubles du moral, hypocondrie. — Causes : gastrite chronique, lésions organiques de l'estomac, squirrhe, ramollissement pultacé (abus de spiritueux). — TRAITEMENT : lavage journalier par le sel de Sedlitz, sangsues, émollients, diète (gastrite). Contre le pyrosis, bismuth et morphine (deux granules de chaque au moment des repas). Contre les crampes d'estomac retentissant dans le dos, hyosciamine et strychnine (1 granule de chaque, tous les quarts d'heure, et, successivement, toutes les demi-heures et toutes les heures jusqu'à sédation). Contre la migraine, caféine (citrate) (2 granules de quart d'heure en quart d'heure). Contre les acides abnormes : charbon granulé, boissons alcalines. — HÉPATIQUE et DUODÉNALE : état bilieux, bouche amère, gonflement de l'hypocondre droit, céphalalgie fronto-occipitale, état ictérique, fièvre chaude. — TRAITEMENT : émétique : sel de Sedlitz, quassine. — JÉJUNALE, ILÉALE : deux heures après le repas, coliques sourdes et passagères, ensuite plus vives, palpitations, défaillances, urines sédimenteuses. -- TRAITEMENT : sel de Sedlitz, hyosciamine et strychnine (sulfate) (1 granule de chaque toutes les demi-heures). — CŒCALE : douleur dans la fosse iliaque droite, s'étendant dans l'aine, constipation opiniâtre, engorgement du cæcum. — TRAITEMENT : sel de Sedlitz, sédatifs, hyosciamine, morphine. — DU GROS INTESTIN : douleurs sourdes, gravatives, lombaires, barre entre l'épigastre et l'ombilic ; — constipation habituelle. — TRAITEMENT : sel de Sedlitz ; jalapine (1 granule de chaque toutes les demi-heures) ; podophyllin (2 granules le soir).

NOTA. — Dans toute dyspepsie, la première condition de traitement, c'est d'entretenir la liberté du ventre par le Sedlitz, les autres moyens s'appliquant aux symptômes qui sont eux-mêmes subordonnés aux causes ; il faut donc traiter les uns et les autres. En tout cas, le traitement doit être raisonné et non empirique, c'est-à-dire ne pas se borner à de prétendues stomachiques. Il ne faut pas également oublier que les ferments gastriques, pepsine et autres, n'agissent point en dehors de la vitalité de l'estomac, et que c'est à cette dernière qu'il faut surtout s'attacher.

***

DIARRHÉE (*Dévoiement; cours de ventre*). — SABURRALE : tranchées, borborygmes, renvois acides, selles comme du jaune d'œuf caillé. — TRAITEMENT : sel de Sedlitz, puis hyosciamine et strychnine. — CATARRHALE : selles liquides, séreuses, âcres, brûlant l'anus. — TRAITEMENT : Sedlitz, strychnine et hyosciamine. — BILIEUSE : anorexie, bouche amère. — TRAITEMENT : sel de Sedlitz, puis quassine : 2 granules aux repas. — INFLAMMATOIRE : selles muqueuses, douleurs intestinales (entérite) sangsues, émollients. — CHOLÉRIFORME : garde-robes rizacées (voir *Choléra*). — DOTHINENTÉRIQUE : garde-robes avec fausses membranes. — TRAITEMENT : granules de salicylate d'ammoniaque ou de soude. — Strychnine et hyosciamine. — 1 granule de chaque toutes les demi-heures, après le lavage par le sel de Sedlitz. — DYSPEPTIQUE : crudités intestinales : sous-nitrate de bismuth et morphine ; sel de Sedlitz le matin. — DYSHÉMIQUE : typhus, fièvre exanthématique : sel de Sedlitz, morphine et hydroferrocyanate de quinine, 1 granule de chaque toutes les demi-heures. — Organique : ulcérations intestinales. — Granules d'acide salicylique et de morphine.

Nota. — La diarrhée exige plus souvent les évacuants que les constipants ; c'est en cela que l'allopathie, ou la doctrine des contraires, se trompe si souvent. Ainsi, dans la diarrhée prémonitoire du choléra indien, comme dans celle de la fièvre jaune, on s'est mieux trouvé des sels neutres et de l'huile de ricin que du laudanum, qui resserre le ventre et augmente les embarras de la circulation.

*
* *

DYSPNÉE (*Détresse respiratoire, oppression*). — Anhématosique : air trop pauvre en oxygène : arséniate de strychnine (2 granules matin et soir). — Asthmatique : spasme et paralysie des bronches : strychnine (sulfate) et hyosciamine (1 granule de chaque tous les quarts d'heure pendant toute la durée de l'accès). — Angineuse ou douloureuse : strychnine, hyosciamine et morphine (1 granule de chaque tous les quarts d'heure pendant l'accès) et, après, hydroferrocyanate de quinine. — Croupale : émétique ou émétine (1 granule tous les quarts d'heure), puis arséniate de quinine et hyosciamine (1 granule de chaque toutes les demi-heures) ; *sulfure de calcium* (1 granule toutes les demi-heures dans l'intervalle des accès). — Trachéotomie, quand la face devient pâle et le pouls petit. — Sténotique : polype du larynx : excision de la tumeur, laryngotomie. — Anémique, Chloro-Anémique : arséniate de strychnine et de fer, 1 granule de chaque toutes les heures jusqu'à sédation.

Nota. — Quelle que soit la cause de la dyspnée, la première indication est de venir en aide aux poumons par la strychnine.

*
* *

DYSURÈSE (*Difficulté d'uriner*). — Spasme du col, paralysie du corps de la vessie, engorgement de la prostate, rétrécissements uréthraux. Affections de la moelle épinière. — Traitement : Bains de siège, sangsues au périnée (forme aiguë), cicutine, hyosciamine, strychnine (sulfate) contre le spasme et la paralysie. — Etat sobre de moyens mécaniques ou chirurgicaux.

E

ENCÉPHALIE. — Dermatique : eczème, impétigo. — Catarrhale : grippe. — Rhumatismale : douleurs du cuir chevelu. — Ostéoscope : syphilis, douleurs *périostales.* — Sympathique : hémicrânie, migraine. — Névrosique : hystérie, hypocondrie. — Toxique : alcool, tabac, empoisonnements métalliques : plomb, mercure, etc. — Dyshémique : fièvre typhoïde, exanthématique. — Traitement : cicutine, aconitine, vératrine, caféine (citrate) (1 granule de chaque tous les quarts d'heure) (forme aiguë), arséniate de quinine, d'antimoine, hydroferrocyanate de quinine (1 granule de chaque de demi-heure en demi-heure) (forme d'accès), valérianates, comme antispasmodique.

Nota. — La caféine calme le cerveau en ralentissant la circulation et en ramenant ainsi le sommeil.

*
* *

ÉCLAMPSIE. — Convulsions toniques et cloniques. — Grincement de dents. — Tête renversée en arrière, respiration arrêtée, face tantôt rouge, tantôt pâle, écume blanche rosée à la bouche, pupilles alternativement contractées et dilatées, rire saccadé, pouls petit, accéléré, irrégulier, déglutition difficile, coma, transpiration abondante à la fin. — Traitement : strychnine, digitaline, hyosciamine (1 granule de chaque tous les quarts d'heure), jusqu'à ce que le pouls et la chaleur soient revenus à l'état naturel. — Aconitine et vératrine (1 granule de chaque toutes les demi-heures, si la chaleur reste au-dessus de 39° c.).

Nota. — L'éclampsie puise son danger dans les suffusions séreuses ; il faut donc la combattre avec énergie.

*
* *

ENURÈSE (*Incontinence d'urine*). — Nocturne chez les enfants : mauvaise habitude, rêves, *sensibilité* exagérée de la vessie; épilepsie, hystérie, état paralytique. — TRAITEMENT : Lotions froides matin et soir ; réveiller l'enfant pour le faire uriner. Strychnine, hyosciamine (1 granule de chaque au coucher) ; ferrugineux, dans la chloro-anémie ; valérianate de zinc, de fer, de quinine dans les affections convulsives.

NOTA. — Dans l'énurèse il y a, à la fois, spasme du col de la vessie et paralysie du corps du réservoir ; c'est ce que le médecin doit comprendre s'il veut arriver à son but. Les corrections corporelles ne font ici qu'augmenter la susceptibilité nerveuse. Les rêves qui tourmentent les enfants, et qui sont déterminés par le besoin de la miction, prouvent qu'il y a insuffisance nerveuse, la vessie se laissant distendre par les urines. Il faut donc les faire coucher sans boire et leur donner à ce moment un granule de sulfate de brucine et un granule d'hyosciamine, c'est-à-dire faire sentir à l'organe à la fois la bride et le coup de fouet vital. Cela vaut mieux que le fouet physique.

*
* *

EPIGASTRALGIE. — Douleur vive, remontant de l'épigastre le long du sternum, avec anxiété respiratoire et toux saccadée, convulsive. — CAUSES : Émotions morales, hystérie, chloro-anémie. — TRAITEMENT : *Arséniates :* de strychnine, de fer, de quinine, hyosciamine, sel de Sedlitz.

NOTA. — L'épigastralgie se distingue de la gastralgie en ce que le travail de la digestion n'est pas dérangé, et que dans la dernière, les douleurs retentissent dans le dos. L'entéralgie est souvent le début de l'asthme de poitrine ou sternalgie, qui retentit dans l'épaule et le bras, surtout du côté gauche, de manière à faire supposer une maladie du cœur ou cardiopathie. L'épigastralgie semble avoir spécialement pour siège le nerf diaphragmatique qui, comme on sait, provient du plexus cervical, et est en communication avec le pneumogastrique. Ainsi s'expliquent les phénomènes dyspnéiques.

* * *

ÉPILEPSIE. — *Période d'invasion :* Aura, frisson, pouls accéléré, cri épileptique, perte de connaissance, convulsions toniques, dents serrées (souvent sur la langue), écume fine à la bouche, salivation abondante, crispation des mains et des pieds, spasme de la glotte, inspiration saccadée, expiration sifflante. — *Période de résolution :* accablement, stupeur, pouls lent. — Congestive : dans la méningite. — Dyshémique : dans les fièvres graves. — Dyscrasique : dans l'albuminurie, l'anémie, l'urémie. — Organique : induration des olives. — Traitement : aconitine, vératrine, digitaline (forme aiguë) (1 granule de chaque toutes les demi-heures) ; rafraîchissants : sel de Sedlitz, régime salin ; nervins : strychnine, hyosciamine (contre l'état paralytique) (4 granules par jour) ; antidyscrasiques : arséniate de fer (4 à 6 granules par jour) ; *antispasmodiques :* valérianate de zinc, cyanure de zinc, bromure de potassium (10 granules par jour, en moyenne).

Nota. — L'épilepsie dépend d'une irritation de la moelle allongée, produite le plus souvent par la sclérose des olives. On comprend que le traitement ne saurait être que palliatif. Le bromure de potassium est un calmant, parce qu'il détend le

[library stamp]

spasme intrarachidien, sans avoir les inconvénients des narcotiques. Mais ce n'est pas un motif d'en abuser, comme on le fait trop généralement.

*
* *

ÉPISTAXIS. — CRITIQUE : dans les congestions cérébrales. — SUPPLÉMENTAIRE : dans l'aménorrhée. — DYSHÉMIQUE : dans les fièvres graves. — PHLÉBOSTATIQUE : maladies organiques du cœur, hypertrophie du foie, kystes ovariques. — TOXIQUE : abus des spiritueux. — ORGANIQUE : ramollissement, ulcération de la pituitaire. — TRAITEMENT : eau fraîche, dérivants, digitaline, aconitine (forme congestive) ; quinine (arséniate, hydroferrocyanate), forme fébrile. — *Antidyscrasique* (arséniate de fer), dans l'anémie ; salicylate de fer, dans les ramollissements.

NOTA. — L'épistaxis, en dehors d'un mouvement congestif, dépend du relâchement du réseau pituitaire. Il faut dans ces cas recourir à la quinine, comme excito-moteur.

F

FIÈVRE. — Ardeur, exagération de la caloricité avec accélération correspondante du pouls (abstraction faite de sa force). — Rapports du pouls et de la température :

Nombre des pulsations.	Degrés de température (° c.).
70	26.50° c.
80	37 50 »
90	38.00 »
100	38.75 »
110	39.25 »
120	40.00 »
130	40.50 »
140	41.25 »

Causes : toutes les irritations internes ou externes — Nature : *franche* ou sthénique ; *maligne* ou asthénique. — Causes accidentelles ou du dehors : traumatiques, toxiques, miasmatiques. — Causes spontanées ou du dedans : ferments propres : typhoïdes, exanthématiques ; consomption ou fièvre hectique. — Organiques : tubercules, cancers, dégénérescence. — Type des fièvres : continu, rémittent, intermittent. — Périodes : frisson ou état algide. — Réaction ou période de chaleur. — Résolution ou période de transpiration. — Traitement : 1° soutenir la vitalité ; strychnine (sulfate, arséniate) ; 2° faire descendre le pouls et la chaleur : antithermiques, bains froids, application de la glace ; antipyrexiques : alcaloïdes : aconitine, vératrine, digitaline, tous les quarts d'heure un granule ; 3° soutenir la réaction : quinine (sulfate, arséniate, hydroferrocyanate), quand la chaleur oscille entre 39 et 40° c ,

(1 granule toutes les demi-heures) ; 4° détruire les ferments : acide salicylique, salicylates d'ammoniaque, de fer (toutes les heures 1 granule) ; 5° combattre l'anémie : arséniate de fer.

NOTA. — La fièvre, quelle que soit sa nature ou sa cause, doit être combattue dans son état vital ou dynamique par les nervins : acide phosphorique, strychnine ; les défervescents : aconitine, vératrine, et les antipériodiques : quinine ; de même que les phénomènes : douleur, spasme, par la morphine et l'hyosciamine. Le médecin doit donc s'attacher à saisir ces diverses indications. Quant aux causes, comme il s'agit le plus souvent d'un ferment interne, il faut recourir au lavage intestinal par le Sedlitz.

* * *

FIÈVRE INFLAMMATOIRE. — Frisson de début violent, suivi de chaleur intense, avec de faibles rémissions ; pouls plein et dur, soif considérable, souvent vomissements et constipation, peau sèche, mordicante, puis moiteur. Sommeil agité, interrompu, jactation du corps, agitation, délire ; vers la fin, urines abondantes, uratées. — CAUSES : Inflammations franches. — TRAITEMENT : Strychnine (arséniate, sulfate), si le pouls cède sous la pression et pour prévenir la paralysie des vaisseaux ; aconitine, vératrine, comme défervescents ; puis digitaline, colchicine, pour déterminer la résolution ; révulsifs aux points engagés ; saignées dérivatives, sel de Sedlitz.

* * *

FIÈVRE EXANTHÉMATIQUE. — Dans la scarlatine, l'érysipèle, la rougeole, la variole, la fièvre typhoïde. Frisson violent, suivi de chaleur vive, mordicante, sécheresse de la peau et du tégument intestinal, constipation; pouls : 120, 130; chaleur: 40, 41, 42, et même 43° c., souvent délire. — Symptômes cérébraux, thoraciques, intestinaux, selon les organes internes sur lesquels se concentre le processus fébrile. — Traitement : Comme dans la fièvre inflammatoire; rarement les saignées. Strychnine à cause de la sidération nerveuse, puis aconitine et vératrine tant que la chaleur reste élevée. Quand il y a rémission, on donnera l'arséniate ou l'hydroferrocyanate de quinine. Lavage intestinal journalier par le sel de Sedlitz. Limonades végétales ou avec l'acide salicylique; lotions antiseptiques. Ventouses sèches, vésicatoires *loco dolenti*.

***

FIÈVRE INTERMITTENTE PALUDÉENNE. — Périodes de frisson, de chaleur et de sueur, suivies d'intermittence ou d'apyrexie. C'est dans la période de froid que se forment les congestions hypostatiques, il faut donc l'empêcher par la quinine, donnée dans l'intervalle des accès. Arséniate et hydroferrocyanate toutes les demi-heures, ou toutes les heures, un granule de chaque, selon le temps qu'on a devant soi. Pendant l'accès, on attendra la période de chaleur pour administrer l'aconitine et la vératrine (1 granule de chaque toutes les demi-heures jusqu'à défervescence). Si la prostration nerveuse l'exige, on y ajoutera l'arséniate de strychnine.

*
* *

FIÈVRE ADYNAMIQUE. — Dans tous les empoisonnements typhiques, soit d'emblée, soit après le premier septenaire, fièvre puerpérale, pyémie, septicémie, urémie, ammoniémie, et dans les inflammations qui les compliquent. Décubitus dorsal, voix lente et faible, face stupide, rougeur violacée des joues, choc du cœur faible, souffle systolique, pouls petit, dépressible, très accéléré, dicrote, caprisant (inégal, irrégulier), chaleur à 40° c., avec des oscillations légères, somnolence avec rêvasseries, soubresauts des tendons, surdité, langue sèche, noire, tremblante, fuliginosités aux lèvres, transpirations abondantes se refroidissant vite, engouement des poumons, thromboses veineuses, gangrènes. — TRAITEMENT : dès le début, arséniate de strychnine, puis aconitine et vératrine (1 granule de demi-heure en demi-heure); quinine (arséniate, hydroferrocyanate), dès que la chaleur présente des rémissions. A la fin de la période fébrile, arséniate de fer et digitaline; vésicatoires aux points menacés; lotions antiseptiques, bon air. Lavage intestinal au sel de Sedlitz.

*
* *

FIÈVRE HECTIQUE. — Combustion exagérée, amaigrissement rapide, alors même que l'appétit et la digestion persistent; frissons erratiques, suivis d'exacerbation ; sueurs abondantes, surtout la nuit ou au matin, pâleur générale, pommettes rouges, paume de la main chaude, doigts effilés, yeux brillants, chaleur oscillant au-dessus et au-dessous de la normale. Dans toutes les maladies de destruction, par suppuration ou ulcération, surtout dans la tuberculose. — TRAITEMENT : soutenir les forces, par les arséniates; aconitine et vératrine au fort de la chaleur; hydroferrocyanate de quinine contre les frissons ; révulsifs *loco dolenti* ; calmants : iodoforme, codéine, hyosciamine; rarement la morphine.

G

GLOSSOPLÉGIE (*Paralysie de la langue*). — COMPLÈTE : langue flasque, sortant de la bouche. — Ne pas confondre avec la chute de la langue, due à l'empâtement de cet organe, chez les enfants scrofuleux, rachitiques. — LATÉRALE (hémiplégie). — PARTIELLE : bornée à quelques mouvements. — TRAUMATIQUE : plaies, opérations. — La glossoplégie est presque toujours le signe d'une affection cérébrale : apoplexie, hydrocéphalie. — TRAITEMENT : strychnine, arséniate, ferrugineux.

*
* *

GLOSSALGIE (Névralgie de la branche linguale de la cinquième paire). — Tintement d'oreilles à cause de la corde du tympan, déterminant l'écoulement des larmes et de la salive. — TRAITEMENT : aconitine, morphine (forme aiguë) ; arséniate, hydroferrocyanate de quinine (forme d'accès).

*
* *

GASTRALGIE. — Douleur névralgique de l'estomac ou crampe, retentissement dans le dos et entre les omoplates, procédant par accès. — CAUSES : toutes les irritations nerveuses, miasmatiques, anémiques, chlorotiques. — TRAITEMENT : compression de l'épigastre, hyosciamine, codéine, strychnine (de chaque 1 granule tous les quarts d'heure) ; arséniate de quinine, hydroferrocyanate de quinine, dans la forme d'accès ; arséniate de fer dans l'anémie ; sel de Sedlitz comme rafraîchissant.

NOTA. — La gastralgie donnant lieu à des ferments abnormes, il faut, préalablement à l'administration des calmants, procéder au lavage de l'estomac par le sel de Sedlitz.

H

HÉMOGLOBINURIE (*Présence de l'hémoglobine dans les urines*). — CAUSES : décomposition des globules rouges. Action insuffisante du foie ; affaiblissement général, puis les excès, surtout les plaisirs solitaires ; maladies organiques des reins ; fièvres graves ; inhalations d'oxyde de carbone, de chloral ; signes ; plaques dans l'urine ressemblant au marc de café ; sans globules ni fibrine, comme dans l'hématurie. Fièvre de consomption. — TRAITEMENT : nervins : arséniate de strychnine, de fer, hydroferrocyanate de quinine, arséniate de caféine (contre la fièvre de consomption : sel de Sedlitz comme rafraîchissant).

NOTA. — Cet état pathologique est assez rare, mais peut amener la consomption ou phtisie quand on le laisse subsister. Il faut donc activer l'hémapoïèse par les arséniates de strychnine, de fer, un régime très tonique et le sel de Sedlitz pris tous les matins.

*
* *

HYPOCHONDRIE. — Hyperesthésie psychique, nosomanie, nosophobie, manie hypochondriaque. — DYSPEPTIQUE : gastroses, entéroses. — CARDIAQUE : névrose du cœur, anxiétés, palpitations. — CÉPHALIQUE : engorgement des plexus veineux, maux de tête, éblouissements, étourdissements, mouches volantes, cercles de feu. — SYPHILITIQUE : gonorrhée ancienne, crainte d'être infecté. — DYSCRASIQUE : hémorroïdes, dartres. — PHRÉNOPATHIQUE : souffrances imaginaires, excitations morales. — TRAITEMENT : sel de Sedlitz et podophyllin dans les constipations opiniâtres ; nervins ; toniques ; calmants : quassine, strychnine, hyosciamine, codéine, chloral (contre l'insomnie).

Nota. — Quoique l'hypochondrie se rattache souvent à une vésanie, il faut, indépendamment du traitement moral, le traitement corporel, ainsi que nous l'avons fait voir dans notre *Introduction*.

*
* *

HYPERESTHÉSIE. — Exagération morbide des organes des sens ou de la sensibilité générale. — Névropathique : névralgies. — Cérébro-spinale : méningite, myélite, sclérose. — Dyshémique : fièvres graves. — Toxique : abus du tabac et des spiritueux. — Sympathique : hystérie, hypocondrie, vésanie, engorgement de la veine porte. — Traitement : rafraîchissants : sel de Sedlitz, hyosciamine, codéine, strychnine (contre le spasme et la douleur) (1 granule de chaque toutes les demi-heures) ; aconitine, vératrine, dans sa forme aiguë ; arséniate de quinine, hydroferrocyanate de quinine (contre les accès) ; arséniate de fer contre l'anémie.

Nota. — Les hyperesthésies sont une source fréquente de folie quand le moral n'est pas assez puissant pour y résister. Il faut tonifier le corps en même temps que l'esprit : *Mens sana in corpore sano.*

*
* *

HYPERSTYMATISME (*Surexcitation génésique*, *Satyriasis*). — Face vultueuse, yeux brillants et injectés, battements violents du cœur, respiration précipitée, voix tremblante, étouffée et rauque, spasme des muscles hyo-laryngiens, pouvant aller jusqu'à l'hydrophobie (voir ce mot). — TRAITEMENT : bains frais, hydrothérapie ; cicutine, digitaline, jusqu'à défervescence. — SUITES DE L'HYPERSTYMATISME : gonflement douloureux des testicules, engorgements du cordon spermatique, corrugation du scrotum, éjaculations incessantes d'un sperme très fluide et âcre, affaiblissement général.. — REMÈDE : camphre bromé, atropine (de chaque 1 granule toutes les demi-heures, jusqu'à sédation), arséniate de fer, arséniate de strychnine contre l'épuisement.

NOTA. — L'hyperstymatisme, quand il est le fait d'un besoin non satisfait, peut aller jusqu'à la rage, comme on l'observe chez les animaux qu'on séquestre. Il en est de même chez l'homme ; aussi ce ne sont pas ces malheureuses victimes qu'il faut blâmer, mais ceux qui leur imposent des règles contre nature. — La continence est souvent une faiblesse morale.

*
* *

HYDROPHOBIE. — RABIQUE : tristesse, frayeurs soudaines, horreur des liquides ; resserrement de la gorge, expuition, envie de mordre, vésicules de Marochetti. — RÉFLEXE : vers dans l'estomac, irritations intestinales, excitations génésiques. — TRAITEMENT : cautérisation de la plaie, camphre bromé, hyosciamine, strychnine (arsén.) (de chaque 1 granule tous les quarts d'heure). — Vermifuges antispasmodiques.

NOTA. — L'hydrophobie peut être spontanée chez l'homme,

comme chez les animaux, se rattachant à des excitations nerveuses, soit directes, soit réflexes (voir l'*Introduction*) ; mais, même dans ce cas, elle est contagieuse, c'est-à-dire transmissible par inoculation de la bave.

*
* *

HYDROMÉTRORRHÉE. — Chez les femmes enceintes, dans les derniers mois (*fausses eaux*), écoulement d'un liquide limpide, d'une odeur fade, sans déchirure des membranes; simple exsudation de la face interne de la matrice. Indique un relâchement des parois. — Traitement : toniques; dans quelques cas, arséniate de strychnine et arséniate de fer, si la femme est encore loin de terme.

*
* *

HYPERHYDROSE. — Exsudation cutanée sans fièvre. — Supplémentaire (des reins). — Sympathique ou réflexe : hystérique, emménagogique. — Dyscrasique : rhumatisme, goutte. — Sténotique : maladies organiques du cœur, du foie, de la rate. — Miasmatique : choléra, fièvres pernicieuses (voir *Suette*). — Traitement : toniques, arséniate de fer, de quinine, de strychnine (de chaque 1 granule toutes les demi-heures). Régime salin.

Nota. — L'hyperhydrose non supplémentaire ou physiologique se rattache à un appauvrissement du sang ; il faut donc reconstituer ce dernier par une bonne alimentation et les toniques.

* * *

HÉMATIDROSE (*Exsudation sanguine par la peau*). — SUPPLÉMENTAIRE (des règles). — HYSTÉRIQUE : aux mains, aux pieds, au front, aux seins. — CRITIQUE : fièvres graves, typhoïdes. — TRAITEMENT : ferrugineux, arséniates, valérianates.

NOTA. — L'histoire des stigmatisées est aujourd'hui trop connue pour que le médecin s'y laisse prendre, comme à un phénomène surnaturel. La plupart du temps c'est un fait d'hystérie. Quelquefois une fraude, pour en imposer aux esprits faibles (voir *Introduction*).

* * *

HÉMATURIE (*Présence de sang dans les urines*). — TRAUMATIQUE : coups, contusions des régions rénale ou vésicale. — SPONTANÉE : fièvres endémiques miasmatiques, congestions veineuses, altérations du sang ; congestions aiguës ou artérielles. — ORGANOPATHIQUE : affections des reins, de la vessie. — TOXIQUE : abus des médicaments irritants, surtout des cantharides. — TRAITEMENT : *externe :* application de la glace, injections à double courant ; — *interne :* strychnine, afin de réveiller la contractilité de la vessie ; — aconitine, vératrine, contre l'état aigu ; hydroferrocyanate de quinine, contre les accès ; hyosciamine, cicutine, comme calmant.

*
* *

HYDRURIE (*Urines aqueuses*). — Ne pas confondre avec la polyurie, où les urines sont plutôt concentrées, c'est-à-dire très abondantes en principes ammoniacaux et salins. — CAUSES : le froid, toutes les irritations des reins ou de la moelle épinière, l'hystérie. — TRAITEMENT : nervins et toniques : aconitine, strychnine, digitaline, ferrugineux.

NOTA. — Il en est de l'hydrurie comme de l'urine des boissons, c'est-à-dire que c'est une simple filtration de l'eau ; l'action des reins n'y étant pour rien ; les buveurs de bière en offrent un exemple ; c'est pourquoi ils restent bouffis, lymphatiques, parce qu'ils augmentent constamment leur stock de liquide. Beaucoup d'entre eux deviennent albuminuriques, les reins subissant la dégénérescence graisseuse, qui est aux organes sécréteurs de l'urine ce que la pneumonie caséeuse est aux poumons. Dans l'hydrurie, il faut donc augmenter la somme de vitalité des reins, afin qu'ils procèdent à une véritable sécrétion, au lieu de se borner à servir de filtre. C'est pourquoi l'arséniate de strychnine et la digitaline sont nécessaires. Comme il y a toujours de l'anémie dans ce cas, il faut ajouter l'arséniate de fer.

*
* *

HÉMATÉMÈSE (*Vomissement de sang*). — MÉCANIQUE : engorgement des poumons, du foie, de la rate, obstruction de la veine porte, des veines sushépatiques, de la veine cave ; dégénérescences, tumeurs. — TRAUMATIQUE : contusions, déchirures, corps étrangers. — DYSHÉMIQUE : fièvres graves, vomito négro. — ORGA-

NIQUE : ramollissement pultacé de l'estomac (voir *Emphysème.*) — TRAITEMENT : lavage de l'estomac par le sel de Sedlitz, puis toniques et calmants, strychnine et hyosciamine (1 granule tous les quarts d'heure). Boissons froides acidulées.

NOTA. — L'hématémèse a sa source dans un ramollissement pultacé de l'estomac, avec érosion des *vasa breviora.* Il se forme ainsi des acides abnormes qu'il faut enlever par un lavage alcalin, de préférence le sel de Sedlitz, qui n'irrite point.

*
* *

HÉMOPTYSIE. — TRAUMATIQUE : plaies pénétrantes de la poitrine, avec lésion du poumon ; sortie du sang par régurgitation. — CONGESTIVE : pleurésie, pneumonie. — PHLÉBOSTATIQUE : maladies du cœur et des gros vaisseaux. — ULCÉRATIVE : tubercules. — SCORBUTIQUE. — SUPPLÉMENTAIRE : aménorrhée. — TRAITEMENT : moyens externes : fermer la plaie, petites saignées dérivatives, application de la glace, *aconitine*, *vératrine* (dans la forme aiguë) (1 granule de chaque toutes les demi-heures), arséniates de quinine, de fer (forme subaiguë) ; arséniates de strychnine, hyosciamine (contre l'oppression) (1 granule de quart d'heure en quart d'heure).

NOTA. — L'hémoptysie exige l'emploi de l'ergotine quand elle se rattache à une suppression de règles.

*
* *

HOQUET. — Adynamique, dyshémique : dans les fièvres et les inflammations graves. — Traitement : arséniate, strychnine, hyosciamine tous les quarts d'heure. — Nerveux : hystérie : valérianates.

Nota. — Le hoquet indique encore un étranglement intestinal ou une péritonite avec sidération nerveuse ; la vératrine et l'hyosciamine sont indiquées dans ce cas, indépendamment des moyens externes.

*
* *

HYSTÉRISME (*Hystérospasme*). — Pharyngisme, laryngisme, boule hystérique, convulsions. — Traitement : arséniates, valérianates, ferrugineux ; hyosciamine, strychnine et cicutine.

Nota. — Si nous ne parlons pas ici des antispasmodiques de la vieille école allopathique, c'est qu'ils avaient pour effet d'entretenir la susceptibilité nerveuse de la femme, plutôt que de la fixer. Le point de départ de l'hystérisme n'est point l'utérus, puisque chez les femmes et les jeunes filles hystériques cet organe est plutôt en retard. C'est donc dans le système cérébro-spinal, ou plutôt dans l'ensemble du système nerveux que gît l'affection. De là, la nécessité des nervins et des toniques, tels que la strychnine et les ferrugineux. L'hystérie au plus haut degré frise l'épilepsie et l'aliénation mentale ; que peuvent les éthers et le bromure de potassium dans ce cas, si non augmenter encore l'énervation ?

I

INOSURIE (*Présence de l'inosite dans les urines*). — Substitution de l'inosite au sucre chez les diabétiques : indice d'une affection organique des poumons, du foie, des reins, du cerveau. — Traitement : arséniate de strychnine et de fer, afin d'augmenter l'hémapoïèse; régime salin; sel de Sedlitz comme rafraîchissement. (voir *Diabète*, *Polyurie*).

Nota. — L'inosite est un hydrate de carbone qu'on a trouvé dans les poumons (avec de l'acide urique, de la taurine et de la leucine), dans les reins, où il existe en grande quantité (avec de la cystine et de l'hypoxanthine), dans la rate (avec de l'acide urique, de l'hypoxanthine et de la leucine), dans le foie (avec de l'acide urique). Cloetta et Neukomme ont constaté avec une certitude complète la présence de l'inosite dans l'urine des personnes atteintes de la maladie de Bright, tandis qu'elle ne peut être trouvée dans l'urine normale. C'est dans le cerveau que Neukomme a découvert le plus d'inosite. La présence de ce produit dans les urines indique donc une maladie organique des poumons, du foie, du cerveau, des reins. En tout cas, il y a insuffisance du mouvement nutritif à laquelle il faut suppléer par l'arséniate de strychnine et les toniques.

* * *

INSOMNIE. — Cérébrale : congestion; hyperémie du cerveau. — Sympathique : affections viscérales, hypocondrie, phrénopathies. — Toxique : abus d'opium, de tabac, de café noir. — Dyshémique : fièvres graves, typhoïdes. — Nerveuse : hystérie. — Traitement : nervins, toniques, antispasmodiques.

*
* *

ICTÈRE. — Rétention ou rejet des principes bilieux dans le sang; coloration de la peau en jaune, puis orange, pouvant aller au vert olive, au vert bronze et même au noir (ictère noir); salive et sueur colorant le linge en jaune; bouche amère, soif vive, faiblesse musculaire, céphalalgie, vertiges, vomissements; éruptions et démangeaisons; ralentissement des mouvements du cœur; pouls à 50, 40, etc.; répugnance pour la viande; fièvre ataxique, avec stupeur, coma, délire, paralysie. — Spasmodique : vive colère. — Tropicale : chaleur excessive. — Toxique : miasmes, venin, poisons (phosphorés), plomb. — Organique : maladies du foie; cirrhose. — Traitement : bains, rafraîchissants, sel de Sedlitz; strychnine et hyosciamine; arséniates de soude, d'antimoine; bains de vapeur, de térébenthine, dans les empoisonnements par des phosphures; sulfhydriques, dans les intoxications saturnines.

Nota. — La bile est un véritable poison pour l'économie; indépendamment de la prostration générale, il y a des désordres locaux, notamment la destruction des cellules organiques, comme on l'observe au foie et à l'intestin dans la fièvre jaune. Il faut donc procéder par un lavage incessant au sel de Sedlitz, relever la vitalité par la strychnine et dissiper le spasme par l'hyosciamine. C'est le traitement qui convient dans les fièvres dites bilieuses.

L

LOMBAGO (*Douleurs lombaires*). — TRAUMATIQUE : effort, déchirure des fibres aponévrotiques ou musculaires. — RHUMATISMAL : froid humide. — CONSENSUEL : douleurs intestinales, rénales, utérines. — DYSHÉMIQUE : fièvres graves. — SPINAL : myélite, dégénérescences, caries. — TRAITEMENT : sangsues, ventouses scarifiées, sel de Sedlitz ; hyosciamine, morphine contre la douleur.

NOTA. — Le lombago peut également dépendre d'une lésion de la colonne vertébrale (voir *Introduction*).

*
* *

LARYNGOPATHIE. — APHONIQUE : nerveuse, hystérique, anémique, syphilitique, dyshémique (choléra). — PARALYTIQUE : des cordes vocales, de la moelle épinière. — STRIDULEUSE : hystérie rabiforme. — DIPHTÉRITIQUE : angine couenneuse, croup. — NÉVRODYNIQUE : névralgie des chanteurs. — ORGANOPATHIQUE : laryngite granuleuse. — TRAITEMENT : sangsues, frictions iodées, vésicatoire, aconitine, vératrine, hydroferrocyanate de quinine, hyosciamine, strychnine (sulfate), sulfure de calcium (voir *Manuel de thérapeutique dosimétrique*).

NOTA. — La laryngite (en dehors des causes professionnelles) étant l'expression d'un état diathésique, notamment des granulations pulmonaires qui peuvent dégénérer en tubercules, il faudra la combattre par les arséniates, comme la phtisie elle-même.

*
* *

LEUCORRHÉE. — Écoulement séreux, alcalin avec leucocytes, propre aux jeunes filles pubères. Il ne faut pas confondre ces pertes avec les écoulements catarrhaux ou blennorrhagiques. — TRAITEMENT : toniques et nervins contre l'énervation : acide phosphorique et sulfate de strychnine (2 granules de chaque, matin et soir). Régime salin et analeptique, lotions et douches froides, exercices gymnastiques.

NOTA. — La leucorrhée constitue des règles blanches, d'autant plus énervantes que les globules rouges du sang ne se font pas. Il faut donc relever la vitalité par la strychnine et donner en même temps l'arséniate de fer.

*
* *

LITHURIE (*Gravelle, tendance aux calculs*). — *a*) *Constitutionnelle* (diathèse goutteuse) ; *b*) *Locale* : dans les reins, les uretères, la vessie. — SYMPTÔMES : *a*) *Généraux* : goutte atone, dyspnée, palpitations du cœur, douleurs dans les muscles et les articulations. Gastroses, gastralgies. Vertiges lipothymiques. — Traitement : Nervins : hypophosphite de strychnine, arséniate de fer et digitaline (contre la dyspnée et la cardiopathie); quassine (contre l'apepsie). Acide benzoïque, benzoate de soude, de lithine (contre la gravelle).

Nota. — La formation des calculs est un acte physico-chimique, puisqu'elle présuppose un excès d'éléments cristallisables. C'est donc cette tendance qu'il faut combattre en activant l'excrétion urinaire et la solubilité de ses matériaux. La nature y a sagement pourvu par l'acide urique ; aussi devons-nous imiter cet exemple en donnant les médicaments qui, tout en activant la sécrétion des urines, facilitent leur excrétion, comme le benzoate de lithine.

* * *

LIPURIE (*Urines graisseuses*). — Chez les obèses qui se mettent à maigrir, dans certains cas de maladies de Bright, dans la consomption pulmonaire ou pneumonie caséeuse, dans les dégénérescences graisseuses des reins. — Traitement : arséniate de strychnine et de fer, afin d'activer l'hémapoïèse, arséniate de soude, pour saponifier la graisse (de 6 à 10 grammes par jour) ; sel de Sedlitz, comme rafraîchissant.

Nota. — La graisse est un aliment neutre qui se transforme tantôt en matières végétales, tantôt en matières animales : les ruminants et les carnivores nous en fournissent un exemple. Mais, pour que cette transformation ait lieu, il faut une grande énergie vitale. C'est pourquoi les obèses sont à la fois gras, gros, paresseux. Nous en exceptons le cerveau, que la polysarcie n'atteint point. Ils sont obèses parce qu'ils ne quittent point leur fauteuil. La strychnine (arséniate) et le sel de Sedlitz leur seront donc fort utiles.

M

MAGNÉTISME ANIMAL. — Extase, clairvoyance, hypnotisme, insensibilité, sommeil du corps, veille de l'esprit. — CAUSES : hystérie, engorgement du col utérin, mouvements réflexes vers la moelle épinière et le cerveau. — TRAITEMENT : sangsues sur le col utérin (état convulsif; arséniate de caféine, contre l'hypnotisme; hyosciamine, contre le spasme; aconitine, contre l'hypérémie; hydrothérapie; ferrugineux, contre la chloro-anémie.

***

MÉTALLURIE (*Présence des sels des métaux lourds dans les urines : antimoine, arsenic, zinc, étain, plomb, bismuth*). — SIGNES : Cachexies métalliques : coliques, diarrhées, salivations, teint terreux, amaigrissement, goûts métalliques dans la bouche, colorations grises, bleuâtres, des gencives. — CAUSES : professions; traitement par les oxydes ou sels métalliques. — TRAITEMENT : activer la sécrétion hépatique par la quassine

(3 à 4 granules aux repas) ; bains de vapeur sulfhydrique, de térébenthine iodée (système Bremond), sels de Sedlitz, comme rafraîchissant, régime tonique.

Nota. — Les intoxications métalliques, notamment par le mercure, le plomb, l'arsenic, sont extrêmement fréquentes, puisqu'elles se rattachent à la profession et à la thérapeutique elle-même. En général, il faut s'appliquer à rendre les sels des métaux lourds solubles : c'est ce qu'on obtient par les bains de vapeurs du Dr Bremond père, à Paris, de vapeurs de térébenthine iodée pour les intoxications mercurielles, de vapeurs sulfhydriques pour les intoxications saturnines.

***

MÉTROBLENNORRHÉE. — Écoulement muqueux, filant, comme du blanc d'œuf, précède souvent les règles, très alcalin. — Traitement : hyosciamine, strychnine (sulfate), contre les tranchées utérines; arséniate de fer, en cas de chloro-anémie.

Nota. — La métroblennorrhée par sa nature alcaline peut être cause de blennorrhagie, aussi faut-il s'abstenir du coït après les règles.

***

MÉTRODYNIE (*Sensibilité exagérée de l'utérus.*) — Douleurs continues ou intermittentes dans l'hypogastre, les lombes, les régions iliaques, irradiant vers l'anus, le périnée, le vagin, les aines, les cuisses. —

Causes : engorgement de la matrice, congestion aiguë, commencement de métro-péritonite, dyshémie, chloro-anémie, affections de la moelle épinière. — Traitement : bains, sangsues, frictions belladonées; suppositoires opiacés; aconitine, vératrine, cicutine (1 granule de chaque jusqu'à sédation); hyosciamine et strychnine (forme spasmodique).

* * *

MÉTRALGIE. — Douleurs vives de l'utérus, comme le travail de l'enfantement, s'exaspérant par le toucher, résidant tantôt dans le col, tantôt dans le corps de l'utérus. — Causes : refroidissement des pieds ou des parties sexuelles, abus du coït; idiosyncrasies. — Congestive : avec douleurs gravatives s'étendant aux lombes, pouls fort. — Nerveuse : anémie, chlorose. — Traitement : 1° dans la forme congestive : bains de siège, aconitine, vératrine (1 granule de chaque par demi-heure) ; hyosciamine, contre le spasme ; — 2° forme subaiguë : arséniate de fer, de strychnine comme emménagogue. Traitement : comme dans la métrodynie.

Nota. — La métralgie chez les personnes chloro-anémique exige toujours l'emploi de la strychnine et de l'hyosciamine.

* *

MÉTRORRHAGIE (*Hémorrhagie utérine*). — Constitutionnelle : pléthore, orgasme sexuel. — Inflammatoire : métrite. — Sténotique : maladie du cœur, du foie, de la rate, engorgement de la veine porte. — Toxique : seigle ergoté. — Dyshémique : fièvre puerpérale. — Organique : dégénérescence, cancer. — Traitement : rafraîchissants : aconitine, vératrine (forme aiguë) (1 granule de chaque toutes les demi-heures) ; quinine (sulfate, arséniate, hydroferrocyanate), forme d'accès ; hyosciamine, cicutine contre les spasmes douloureux.

***

MASTALGIE (*Tubercule douloureux du sein*). — Existe le plus souvent à la mamelle gauche chez les femmes encore jeunes. — Causes : hyperesthésie, hystérie, irrégularité des règles ; peut se changer plus tard en douleurs lancinantes et produire le cancer. — Traitement : calmants, iodoforme, cicutine ; toniques : arséniate de fer ; excision ; caustiques.

Nota. — Quand une tumeur se présente au sein et qu'elle est le siège de douleurs ou lançures, il faut se hâter de l'enlever, sans perdre un temps précieux en fondants.

***

MANIE. — Fixité ou permanence d'une idée, d'une

image, d'une sensation. — TRAITEMENT : calmants et toniques : hyosciamine, arséniate de fer.

NOTA. — L'idée que la manie est un mal moral ne doit pas exclure le traitement physique. On lira avec fruit l'ouvrage de Cabanis : *Des influences du physique sur le moral.*

*
* *

MIGRAINE (*Hémicrânie, céphalalgie unilatérale*). — PRODROMES : veille, malaise général avec lassitude, troubles de la vue, de l'ouïe, frissons le soir et bâillements anorexie, troubles du moral; souvent invasion soudaine, le matin, au réveil. — SYMPTÔMES : douleurs dans un point limité, au niveau de l'arcade sourcilière, à la tempe, dans l'orbite ou le globe de l'œil, la racine du nez, ou à l'occiput, s'étendant sur tout le côté correspondant de la tête; rarement aux deux côtés, puis à la face, au cou, au dos et même aux membres, côté gauche principalement. — INTENSITÉ : légère, ne dérangeant pas les fonctions; très grande, allant jusqu'à la prostration morale et physique. — FORME DE LA DOULEUR : compressive, gravative, térébrante, déchirante, pulsative, conquassante, comme si la tête allait éclater ; hyperesthésie des sens, exigeant le repos, le silence, l'obscurité. — SYMPTÔMES RÉFLEXES : nausées, vomissements d'abord de matières alimentaires, puis de matières âcres et bilieuses. — ÉTAT PYREXIQUE : alternatives de sueur et de froid, tantôt générales, tantôt limitées à la tête. — TERMINAISON : sommeil, laissant du brisement des membres, une grande fatigue et une hyperesthésie du cuir chevelu, pendant plusieurs heures. — Durée des accès : une, deux, trois heures et au delà. — Causes prédisposantes : hérédité, diathèses, hystérie, grossesse. — Causes occasionnelles : écarts du régime, émotions morales, contrariétés, faiblesses, excès de travail. — Siège de l'affection : cerveau, nerfs crâniens, grand sympathique. — Effets pathologiques : spasme, paralysie, fièvre d'accès. — Traitement : lavage de l'estomac par le sel de Sedlitz, strychnine, digitaline, aconitine (forme aiguë), hydroferrocyanate de quinine (contre les accès), morphine et hyosciamine contre les douleurs et le spasme. — Médicaments antidiathésiques : arséniate d'antimoine (rhumatisme), benzoate de lithine (goutte), iodure mercuriel (syphilis), arséniate de fer (chlorose).

Nota. — Dans la migraine, il faut toujours commencer par débarrasser l'estomac, au moyen du Sedlitz, puis administrer les modificateurs vitaux, d'après l'état des symptômes.

*
* *

MYOPIE. — Physique : excès de convexité de la cornée ou du cristallin, allongement de l'axe antéro-postérieur de l'œil, densité trop grande des humeurs. — Professionnelle : horlogers, bijoutiers. — Hémorrhoïdaire : staphylomes postérieurs, engorgement du plexus veineux choroïdien. — Traitement : toniques, nervins : arséniate de fer, de strychnine.

NOTA. — La myopie congestive constitue un véritable état hémorrhoïdaire de l'œil. Ces personnes doivent donc faire un usage habituel du sel de Sedlitz et, le soir, prendre un granule d'arséniate de soude, afin de prévenir le glaucome.

*
* *

MÉNOCHRÉSIE (*Brusque suppression des règles*). — CAUSES : morales, physiques : froid, un coup sur les seins, affections fébriles, hystérie, chlorose, épilepsie. — SIGNES : douleurs hypogastriques ou coliques utérines, météorisme du ventre, vertiges, céphalalgie, nausées, vomissements, congestions ou points hépatiques, spléniques. — TRAITEMENT : bains de siège, de pieds, frictions excitantes, aconitine, vératrine, dans l'état aigu ; hyosciamine contre les coliques utérines ; ferrugineux et strychnine, contre la chlorose ; sels de Sedlitz, comme rafraîchissant.

*
* *

MYDRIASE (*Effacement des pupilles, obtusion de la vue*). — CONGESTIVE : engorgement des vaisseaux profonds de l'œil ou des méninges. — SYMPATHIQUE OU RÉFLEXE : vers intestinaux. — DYSPEPTIQUE : gastroses. — TOXIQUE : belladone, stramoine, plomb. — NÉVROTIQUE : hystérie, phrénopathie. — TRAITEMENT : toniques et nervins : arséniates de strychnine, de fer ; bains de vapeur sulfhydriques (intoxication saturnine).

NOTA. — La mydriase est très fréquente chez les enfants et indique la présence de vers. Elle peut également dépendre d'un défaut de ton. La brucine et la santonine conviennent dans ce cas.

*
* *

MYOSE (*Contracture des pupilles*). — Professionnelle : horlogers, graveurs. — Congestive : ophtalmies profondes, méningite. — Nerveuse : hystérie, épilepsie, catalepsie. — Toxique : abus du tabac et des boissons alcooliques (période irritative). — Traitement : aconitine, vératrine (forme aiguë) ; hyosciamine (contre le spasme) ; strychnine, acide phosphorique contre la forme nerveuse.

Nota. — La myose est le contre-pied de la mydriase, c'est-à-dire qu'elle annonce la concentration, comme l'autre la détente Il faut donc dans un cas tendre, dans l'autre détendre. Le médecin est ainsi comme le musicien qui met son instrument d'accord.

*
* *

MYOSALGIE (*Douleurs rongeantes continues ou paroxystiques, avec une grande fatigue au moindre mouvement*). — On l'observe dans la trichinose, dans le rhumatisme tendineux, où elle est accompagnée de nodosités; dans l'intoxication miasmatique ou autre; dans l'intoxication saturnine, mercurielle, cuivreuse; enfin, dans quelques hystéries, en dehors de toute altération du tissu. — Traitement : frictions térébenthinées, massage, bains de vapeur iodo-térébenthinés ou sulfhydriques, selon les cas ; aconitine, vératrine (dans la forme aiguë); quinine, arséniates, sulfates, hydroferrocyanates (dans la forme d'accès).

*
* *

MARASME. — Fébrile : phtisie, tabès. — Dyscrasique : glycosurie, urémie, albuminurie. — Nerveux : grandes névroses, épilepsie, catalepsie. — Sénile : incrustation des tissus. — Traitement : arséniates, ferrugineux, régime salin.

*
* *

MELŒNA (*Selles noires, couleur de suie*). — Hématémèse, tranchées, borborygmes, soulèvement douloureux du ventre, pouls faible et fréquent, peau et lèvres décolorées, vertiges, défaillances ; cancer mélanique, douleurs lancinantes. — Traitement : toniques, nervins et calmants ; arséniates de strychnine, de fer, hyosciamine, cicutine (cancer).

Nota. — Le melœna est à l'intestin ce que l'hématémèse est à l'estomac : il indique un ramollissement de la muqueuse avec ulcération des veines. Le traitement est donc le même.

N

NYMPHOMANIE (*Hyperesthésie sexuelle chez la femme, pouvant aller jusqu'à la démence*). — Hysté-

RIQUE : reclusion (cloîtres, prisons). — CONGÉNITALE : développement anormal du clitoris. — CONGESTIF : engorgement du col utérin, à l'époque des règles. — IRRITABLE : dans les affections des ovaires. — TRAITEMENT : forme aiguë : sangsues sur le col utérin; aconitine, vératrine (1 granule de chaque, de demi-heure en demi-heure); hyosciamine, strychnine (contre le spasme); valérianate de quinine, de fer, de zinc (contre la mobilité nerveuse).

NOTA. — De tous les sens, le plus impérieux est le sens sexuel, par cela même qu'il est *reproducteur*. Mais c'est pour cela aussi qu'il ne faut pas le détourner de son but. L'érotisme est un fait maladif contre nature; par conséquent, la claustration.

*
* *

NÉPHRODYNIE (*Douleurs rénales*). — HYPERÉMIQUE : néphrite, périnéphrite. — CALCULEUSE : nausées, vomissements. — TRAITEMENT : bains, sangsues, aconitine, vératrine, hyosciamine, strychnine (de chaque 1 granule toutes les demi-heures); benzoate de lithine.

NOTA. — Les douleurs rénales doivent être surveillées de près Règle générale : entretenir la fluidité du sang par le Sedlitz, calmer le spasme par l'hyosciamine, neutraliser les urines par le benzoate de lithine.

*
* *

NEUROPARALYSIE (*Abolition des mouvements volontaires sans lésion primitive des muscles*). — 1° NÉVRO-

SIQUE : hystérie, épilepsie, éclampsie, émotions vives, effets de la foudre, commotions. — 2° DYSHÉMIQUE : fièvres graves, état puerpéral. — 3° DIATHÉSIQUE : rhumatisme, goutte, syphilis. — 4° TOXIQUE : empoisonnements métalliques : plomb, arsenic. — 5° ORGANOPATHIQUE : névrites, névromes, foyers apoplectiques, ramollissements. — TRAITEMENT : strychnine (arséniate, sulfate), arséniates de fer ; d'antimoine, valérianates de zinc, de fer ; phosphures, phosphites.

NOTA. — Dans la neuroparalysie la contractilité électrique se conserve pendant un temps plus ou moins long, la nutrition continuant à se faire, jusqu'à ce qu'à la longue les muscles s'atrophient et subissent la dégénérescence graisseuse. C'est dans cet intervalle de temps que se circonscrit la possibilité de ramener les mouvements. Avec la strychnine, on observe que la sensibilité et la chaleur précèdent le retour de mouvement, et ceux-là sont d'abord automatiques avant de devenir volontaires. Quand la neuroparalysie est centrale, la perte du mouvement s'étend à toute une partie des cordons, soit à une moitié latérale (hémiplégie), soit à la moitié supérieure ou inférieure (paraplégie). On a observé cependant des neuroparalysies centrales partielles : comme à la langue.

*
* *

NÉVRALGIE (*Douleur paroxystique d'un ou de plusieurs nerfs, sur leur trajet*). — NÉVRITE : traînée rouge, ou rougeur terminale, sensibilité au toucher, chaleur et battements artériels augmentés. — CAUSES : froid, rhumatismes, miasmes palustres, irritations viscérales ; diathèses : syphilitique, scorbutique, névromes ; corps étrangers (voir *Tétanos*). — TRAITEMENT : *interne* : aconitine, vératrine (forme aiguë), morphine, hyosciamine, cicutine (contre le spasme et la douleur), quinine (arséniate, hydroferrocyanate contre les accès) ; iodés (syphilis). — *Externe* : résection du nerf.

NOTA. — La névralgie est essentielle dans ce sens que le nerf est le conducteur de la sensibilité ou de l'électricité animale, comme le fil électrique de nos télégraphes ; mais les dérangements dépendent de causes physiques, il est vrai, souvent peu appréciables. En général, ce sont les conditions d'humidité, de sécheresse, ou les influences telluriques.

O

OTALGIE (*Névralgie de l'oreille, intermittente, faisant pousser des cris douloureux au malade comme si un corps chaud était enfoncé dans le conduit auditif*). — TRAITEMENT : aconitine, vératrine (forme continue), hydroferrocyanate de quinine, arséniate de strychnine (forme intermittente), ergotine.

NOTA. — L'otalgie nerveuse ou idiopathique est très rare, nous ne l'avons observée qu'une fois. Les douleurs apparaissaient tous les soirs, à sept heures, pour se terminer à dix, d'une manière brusque, comme une montre qui s'arrête. Pendant l'accès, la malade (une jeune personne de onze ans) avait la tête enfoncée dans l'oreiller, la face du côté malade injectée, avec écoulement de larmes et de salive. C'est donc la cinquième paire qui était le siège de l'affection. — On sait que la branche maxillaire inférieure, fournit le nerf temporal, qui s'anastomose avec la branche palpébro-lacrymale. — Hors des accès, on ne remarquait aucune sensibilité anormale, ni engorgement, ni écoulement d'oreille.

Il ne faut pas confondre l'otalgie nerveuse avec les douleurs d'oreille inflammatoires, rhumatismales, dyshémiques (scarlatine), qui se rattachent à des otites.

*
* *

OTORRHÉE (*Écoulement de l'oreille*). — Inflammatoire : otite, fièvres exanthématiques, scarlatine, variole, rougeole. — Catarrhale : froid humide. — Dyscrasique : dartres, eczème, syphilis. — Osseuse : carie du rocher, pus ichoreux, fétide. — Traitement : la brusque suppression de l'écoulement pouvant donner lieu à des accidents graves du côté de l'oreille interne ou du cervelet, il faut préalablement éteindre l'irritation, par les calmants, les émollients : injections, bains de vapeur, et à l'intérieur l'aconitine, la digitaline, pour décongestionner ; l'hyosciamine, la cicutine, pour enlever les douleurs lancinantes, et les arséniates de fer, de soude, contre la dyscrasie.

L'otorrhée puise sa gravité dans son retentissement au cervelet (voir *Introduction*.)

*
* *

OTORRHAGIE. — Traumatique : fracture du rocher. — Dyshémique : dans les fièvres graves, l'encéphalite (traitement de la cause).

*
* *

OSMURIE (*Odeur des urines*). — Ammoniacales (dans l'ammoniémie), *sulfureuses* (dans le pyopneumothorax), *acides* (chez les rhumatisants, les goutteux et dans la période avancée de la maladie de Bright), *fécale* (dans les abcès environnant la vessie), *gangréneuse* (dans les affections charbonneuses, sphacèle, etc.). — Traitement : lavages par les sels de Sedlitz, nervins, hypophosphites de strychnine, hydroferrocyanate et arséniate de quinine contre les résorptions purulentes. — Digitaline, colchicine, dans les crises goutteuses et rhumatismales. Benzoate de lithine.

*
* *

OVARIODYNIE (*Douleurs des ovaires*). — Ménopausique : puerpérale, congestive. — Inflammatoire (voir *Ovarite*). — Douleur généralement obtuse, augmentant par le toucher profond, ainsi que par les efforts de défécation, d'ordinaire d'un seul côté des fosses iliaques, tiraillement dans les aines et les lombes, en suivant le début des tumeurs ovariques. — Traitement : bains prolongés, sangsues à la région inguinale (forme aiguë), aconitine, vératine quand il y a menace de péritonite, frictions belladonées, suppositoire opiacé ; hydroferrocyanate de quinine, contre les accès. — Nerveuse (sous forme de coliques) : hystérie, chlorose, anémie. — Organique : ovarite, kystes, dégénérescences. — Traitement : bains, sangsues aux aines, nervins, toniques, calmants, antispasmodiques : strychnine, hyosciamine, cicutine, de chaque un granule toutes les heures.

Nota. — On a attribué à l'utérus une influence exagérée et qui revient plutôt aux ovaires, qui sont les testicules de la femme. Sous ce rapport les deux sexes se valent, et il n'y a pas de raison de prédominance du masculin au féminin. L'équilibre social dépend de cette question. La femme est en état de révolte, parce qu'on ne lui accorde pas ce qui lui revient. Les bons ménages sont ceux ou les deux forces s'équilibrent. Qu'importe la barbe... au menton. Si tel avait été son attribut, la nature n'en aurait pas fait pousser ailleurs.

Les douleurs de l'ovaire ne doivent jamais être négligées parce qu'elles sont souvent le point de départ de l'inflammation de ces organes. L'hydroferrocyanate de quinine est le calmant spécifique dans ces cas, à cause de l'intermittence et de la violence des douleurs.

* * *

OXALURIE (*Présence de l'acide oxalique et d'oxalates dans les urines*). — Pathogénie : nutrition profondément altérée, amaigrissement, teint terreux, chute des cheveux, furoncles, anthrax, psoriasis, douleurs sourdes et profondes dans les régions dorsale et lombaire, hémorrhagies intestinales, vésicales, incontinence d'urine, impuissance ; formation de calculs d'oxalate de chaux (calculs à pointes ou muraux). — Causes : excès de table, ou privations ; transformation des matières amylacées et sucrées en acide oxalique. — TRAITEMENT : lavages intestinaux par les sels de Sedlitz, quassine, pour activer la digestion; arséniate de strychnine, de fer, de quinine contre les accès fébriles, l'impuissance, les hémorrhagies; aconitine, vératrine dans l'état aigu ; arséniate de caféine dans la consomption.

NOTA. — L'acide oxalique agit dans l'économie à l'instar d'un poison, qu'il faut éliminer par l'emploi journalier du Sedlitz en même temps qu'on activera la vitalité par les arséniates.

On peut déterminer l'oxalurie sur de jeunes animaux (des chiens), en les nourrissant, pendant un certain temps, exclusivement de sucre. Il n'y a donc aucune exagération à dire que c'est le sucre qui donne la pierre, et non le sel, comme c'est accrédité dans le peuple. Sur cinq opérations de taille, que nous avons pratiquées sur des enfants, trois nous ont offert des calculs d'oxalate de chaux, et appartenaient aux polders de la Zélande, pays où, comme on sait, on abuse d'une alimentation sucrée, surtout de pain d'épice. Il n'est donc pas étonnant que l'acide oxalique se forme dans les humeurs et apparaisse dans les urines.

* * *

OBÉSITÉ. — CONSTITUTIONNELLE (petit calibre des artères par rapport aux veines). — VEINEUSE : prédominance du système veineux, particulièrement de la veine porte, ventre volumineux, membres grêles. — AGÉNÉSIQUE : castration, stérilité. — PHRÉNOPATHIQUE (obésité des déments) : idiotie, paralysie, état gâteux. — TRAITEMENT : toniques, nervins : arséniates de strychnine, de fer, de soude ; boissons alcalines ; régime rafraîchissant (sel de Sedlitz).

NOTA. — L'obésité est la plus triste infirmité de l'homme (et de la femme), parce qu'elle le frappe à sa source. Nous entendons l'obésité congénitale. Quant à l'obésité acquise, elle est comme dans l'espèce porcine et on pourrait en faire un objet... d'expositions. Histoire d'éleveurs !

*
* *

OVARITE (*Inflammation des ovaires, souvent à la suite de l'accouchement*). — Douleur plus ou moins vive dans l'excavation du bassin, irradiant vers les lombes, vers l'aine et la cuisse. Assez ordinairement, une tumeur sur les côtés de la ligne médiane ; sentiment de chaleur dans le vagin. — SYMPTÔMES : hystériques. — TERMINAISON : par suppuration, le pus venant fuser à l'aine ; par la formation de kystes (hydropisie de l'ovaire) ; par dégénérescence fibreuse, athéromateuse. — TRAITEMENT : bains, aconitine, vératrine, cicutine (forme aiguë) ; arséniates de fer, de strychnine (forme subaiguë), en vue de prévenir le marasme.

P

PRURIT (*Démangeaisons persistantes pouvant aller jusqu'à produire des accidents nerveux*). — Congestif (à l'époque des règles). — Toxique : virus, venins âcres (urticaire). — Dyscrasique : âcreté du sang, dartres, cholémie (maladies du foie). — Nerveux : hystérie, aménorrhée, grossesse, excitations génésiques. — Helminthique : ascarides. — Traitement : bains ; rafraîchissants : sel de Sedlitz, vératrine et cicutine (un granule de chaque toutes les demi-heures), contre l'hyperesthésie de la peau ; camphre bromé contre l'hyperesthésie médullaire et génitale ; *vermifuges*.

Nota. — Le prurit est une des infirmités de l'âge de retour, chez la femme. Il est donc très important d'entretenir la fraîcheur du sang par l'usage journalier du Sedlitz.

***

PHYSOMÉTRIE (*Pneumatose utérine*). — Nerveuse : hystérie, chloro-anémie. — Dyshémique : fièvre puerpérale. — Traitement : *strychnine* (sulfate), et *hyoscіamine* (contre le spasme du col et la paralysie du corps utérin) ; *vératrine*, comme défervescent (1 granule de chaque toutes les demi-heures).

NOTA. — Dans la physométrie, c'est de l'acide carbonique qui s'accumule, preuve que c'est un phénomène physiologique concentré sur un point : l'utérus. Il faut donc faire une diversion générale par un régime gymnastique, des frictions sur la peau, l'hydrothérapie, etc., afin d'activer l'exhalation combustive périphérique.

*
* *

PHARYNGISME (*Resserrement spasmodique du gosier, avec sécheresse et impossibilité d'avaler, accompagné d'une grande anxiété et d'une envie de mordre, horreur de boire et de toute scintillation, expuition spumeuse d'une bave contagieuse*). — HYSTÉRIQUE. — HELMINTHIQUE. — RABIFIQUE. — TRAITEMENT : cautérisation de la plaie ou morsure ; antispasmodiques et nervins : strychnine, atropine ; vermifuges ; antispasmodiques ; révulsifs aux extrémités inférieures. — Prophylaxie. — Vaccination Pasteur.

NOTA. — Le pharynx est l'aboutissant des dernières paires nerveuses cérébrales. C'est, en quelque sorte, la limite entre la vie animale ou de perception, et la vie organique ou de végétation. Il n'est donc pas étonnant qu'il soit le siège des symptômes rabifiques se rattachant à une hystérie.

*
* *

PHOSPHATURIE (*Augmentation des phosphates terreux dans les urines*). — Dans l'ostéomalacie, le rachitisme. — Signes : urines alcalines, pâles ; faiblesse des os, incurvation des membres. — Traitement : hypophosphite de strychnine, limonades à l'acide phosphorique, viandes de veau de préférence au bœuf, phosphates solubles dans les aliments, assaisonnements acides au Pekler.

Nota. — L'acide phosphorique forme avec la chaux et la magnésie des combinaisons insolubles dans l'eau, mais qui se dissolvent dans l'acide acétique sans décomposition. Dans l'urine, on trouve le phosphate de chaux et le phosphate de magnésie en dissolution, à la faveur de l'acide libre et de sels acides de ce liquide ; mais, si on neutralise l'urine par l'ammoniaque, le phosphate de chaux se précipite sans avoir éprouvé de modifications, et le phosphate de magnésie se combine avec l'ammoniaque sous forme de phosphate ammoniaco-magnésien. Le traitement que nous venons d'indiquer de la phosphaturie repose donc sur les faits de la chimie. Il faut éloigner tout ce qui peut produire l'alcalescence des urines et donner, au contraire, de l'acide phosphorique qui s'empare de la chaux contenue dans les aliments, principalement les viandes de veau, à cause des albuminates de chaux qui y sont en grande quantité. En même temps on donnera l'hypophosphite de strychnine comme incitant vital.

* * *

PHOTOPSIES (*Bluettes, éclairs, flammes, cercles lumineux, mer de feu*). — Traumatique (phosphènes) : coups, commotions. — Inflammatoire : choroïdite, rétinite (commencement d'ulcération), glaucome (altération confirmée). — Sympathique ou réflexe : dérangements de l'estomac, engorgement de la veine porte, constipation habituelle. — Toxique : abus du tabac et des spiritueux. — Névrosique : hystérie; chlorose. — Phrénopathique : hypochondrie. — Traitement : lotions sédatives, sangsues à l'anus ou aux tempes. — Aconitine, vératrine (forme aiguë) (1 granule de chaque de demi-heure en demi-heure) ; strychnine (sulfate, arséniate) ; forme paralytique (1 granule, toutes les heures) ; *hyosciamine*, contre le spasme ; sel de Sedlitz et podophyllin, contre la constipation.

Nota. — L'œil est la sentinelle du corps ; nous devons donc nous montrer attentifs à tous ses avertissements. Une bluette méconnue, c'est souvent la mort.

* * *

PHOTOPHOBIE. — Congestive, Inflammatoire : conjonctivites, kératites, iritites, choroïdites, rétinites ; catarrhales, rhumatismales, syphilitiques ; méningite, cérébrites, péri-encéphalites. — Nerveuse : hystérique, anémique, chlorotique. — Traitement : lotions sédatives, occlusion des paupières, sangsues, onctions belladonées, mercurielles, iodées ; aconitine, vératrine (forme aiguë) (1 granule de chaque tous les quarts d'heure) ; atropine, hyosciamine (contre le spasme de l'iris) ; quinine (hydroferrocyanate), contre les accès ; strychnine (arséniates, sulfates), dans la forme paralytique ; ferrugineux, valérianates, dans la forme anémique, chloro-anémique.

*
* *

PARALYSIE (*Abolition momentanée ou persistante des mouvements tant volontaires qu'involontaires*). — CONGESTIVE : artérielle : chaleur, rougeur vive, accélération du pouls ; — veineuse : lenteur du pouls, rougeur bleuâtre, accès algide (fièvres larvées). — APOPLECTIQUE : épanchement sanguin, diffus, circonscrit, brusque suppression du mouvement, générale ou partielle ; épanchement séreux, précédé de congestion : méningite, hydrocéphalie aiguë. — ORGANOPATHIQUE : sclérose, cérébrite, myélite chronique, paralysie progressive. — NERVEUSE : hystérie, chlorose. — SYMPATHIQUE OU RÉFLEXE : vers intestinaux, ténia. — TOXIQUE : oxyde de carbone, plomb, mercure, poisons végétaux, *curare*. — TRAITEMENT : saignée, sangsues (congestions aiguës), aconitine, vératrine (méningite, myélite) (1 granule de chaque tous les quarts d'heure) ; quinine (arséniate, hydroferrocyanate), congestions veineuses, fièvres larvées (2 granules de demi-heure en demiheure) (au fort de l'accès) ; strychnine (sulfate, arséniate) pour empêcher de nouvelles congestions et rappeler la sensibilité, la chaleur et le mouvement ; ferrugineux, valérianates, vermifuges.

NOTA. — La paralysie a presque constamment un caractère veineux, à cause du sang et de son ralentissement. Il est donc rare que la saignée générale doive lui être appliquée, tandis que les excito-moteurs, c'est la règle. Les alcaloïdes défervescents et les nervins doivent donc jouer ici le principal rôle.

*
* *

PARAPHRODISIE (*Aberrations du sens génital*) (*Vabodes, sodomistes, pédérastes*). — Perversion du moral, mauvaise éducation ; chez la femme, un certain degré de nymphomanie ; chez l'homme, de l'aphrodisie, un sentiment de honte vis-à-vis de la femme ; quelquefois un vice congénital. Chez la femme, goûts de viveuses, de la table, du lit ; chez l'homme, instincts féminins, timidité de caractère. — Remèdes : hydrothérapie, gymnastique, fatigue corporelle, voyages, bains de mer. — Cicutine et arséniate de strychnine : un granule de chaque, matin et soir. — Sel de Sedlitz, comme rafraîchissant.

Nota. — Pour l'honneur de notre espèce, il faut admettre à ces vices honteux une cause morbide, que le médecin doit rechercher, afin de la combattre. Aussi, le mal étant reconnu incurable, il faut enfermer ces malheureux. On ne saurait envisager pour eux la liberté, puisqu'ils n'ont pas d'action sur eux-mêmes.

*
* *

PROSOPLÉGIE (*Paralysie de la face*). — Partielle, totale. — De la septième paire ou faciale : mouvement d'expression ou mimique proprement dite. — De la cinquième paire, ou trijumeaux : mouvements respiratoires et digestifs. — Causes : Traumatique : commotions, compressions, blessures. — Rhumatismale. — Cérébrale ou spinale : congestions, apoplexies, tumeurs. — Dyscrasique : anémie, chlorose. — Nerveuse : hystérie. — Traitement : aconitine, vératrine (forme congestive aiguë) (1 granule de chaque toutes les demi-heures); strychnine (arséniate, sulfate), forme atone; *quinine* (arséniates, sulfates, hydroferrocyanates) (forme périodique) ; valérianate de fer, de zinc (anémie, chlorose); iodés (dans les dyscrasies).

NOTA. — Le médecin doit savoir lire la nature des maladies sur la face; cependant les nerfs qui s'y distribuent rendent cette lecture souvent difficile. Nous renvoyons à notre *Introduction* pour lui rendre cette tâche moins difficile.

*
* *

PROSOPALGIE (*Tic douloureux*). — CAUSES : rhumatisme, fièvre d'accès, état nerveux spécial, irritations viscérales; dyscrasies: syphilitiques, scorbutiques. — TRAITEMENT: aconitine, vératrine, digitaline (état aigu) (1 granule de chaque tous les quarts d'heure). — Morphine, hyosciamine (contre la douleur et le spasme); quinine (arséniates, sulfates, hydroferrocyanates) contre les accès (1 granule de quart d'heure en quart d'heure pendant l'accès); antidyscrasiques: iodés, arséniates d'antimoine, de soude, de fer; antinerveux: valérianates de fer, de zinc, etc.

*
* *

POLYMÉNIE (*Règles trop abondantes, hémorrhagie*). — CAUSES: engorgement de l'utérus, stases sanguines abdominales, abus des emménagogues et des drastiques, fièvres graves, scorbut, anémie, chloro-anémie. — TRAI-

TEMENT : sangsues aux organes sexuels externes, dans les engorgements, bains ou applications froides, strychnine, hydroferrocyanate de quinine dans les dyshémies, ferrugineux dans la chloro-anémie.

*
* *

POULS. — D'après l'âge :

Chez l'enfant nouveau-né.........	134 pulsations	par seconde.
A la fin de la première année....	111	—
— deuxième année....	108	—
A l'âge de 5 ans.................	103	—
— 10 —	91	—
— 15 —	82	—
— 20 —	74	—
— 25 —	72	—
Jusqu'à 60 ans	Stationnaire.	
— 75 —	75	—
Dans la vieillesse avancée........	79	—

Ainsi le pouls tourne dans un cercle. Toutes les excitations morales et physiques l'accélèrent, l'augmentent ou le dépriment. Le pouls est fébrile quand il s'élève au-dessus de ces moyennes physiologiques et qu'en même temps il y a augmentation du calorique animal (voir *Fièvres*).

Les traitements à y opposer sont les suivants :

Pouls fort, *pléthorique* (dans les inflammations) : digitaline et strychnine pour calmer et soutenir en même temps le cœur.

Pouls faible et accéléré (dans l'ataxie, l'adynamie) : nervins : arséniate de strychnine.

Pouls lent et dur (dans l'apoplexie) : sangsues, dérivatifs, strychnine (contre la paralysie).

Pouls lent et faible (dans l'asthénie, au début de la cardite et de l'endocardite, les empoisonnements cholériques, cholémiques, métalliques, dans les vésanies ou hypochondries) : arséniate de strychnine, arséniate de fer.

***

PYOMÉTRIE (*Suppuration interne de l'utérus*). — Métrite, violences externes, occlusion du col utérin, développement de môles. — Donner accès au pus par le trois-quarts ou le bistouri. — Prescrire l'hyosciamine et le sulfate de strychnine. Donner l'aconitine, la vératrine, l'hydroferrocyanate de quinine contre la résorption purulente. Injections au chloral et au borax.

***

PYURIE (*Pus dans les urines*). — VENANT DE LA VESSIE : corps étrangers, calculs, cystite. — DES URETÈRES ET DES REINS : calculs, néphrite calculeuse : douleurs spermatico-lombaires, rétraction douloureuse du testicule. — DES PARTIES CIRCONVOISINES : ovaires, cæcum, l'S du côlon, phlegmons profonds. — TRAITEMENT : bains, sangsues, hyosciamine et strychnine, acide benzoïque et benzoate de soude (1 granule toutes les demi-heures jusqu'à sédation) ; sel de Sedlitz.

Nota. — L'inspection microscopique est ici de toute nécessité, afin de donner au diagnostic toute sa précision. La pyogenèse est souvent latente, et la méconnaître, c'est donner aux lésions organiques le temps de s'établir.

*
* *

POLYURIE (*Urines excessives, diabète insipide*). — Symptômes : comme dans le diabète sucré, mais moins prononcés. — Terminaison : marasme, phtisie, pneumonie caséeuse ; affections des reins. — Causes : refroidissements, irritations cérébro-spinales, hystérie, épilepsie. — Traitement : nervins et rafraîchissants ; hypophosphite de strychnine, sel de Sedlitz.

*
* *

PHYSURIE (*Émission de gaz par la vessie*). — Essentielle : dans la chloro-anémie. — Organopathique : abcès vésicaux ou périvésicaux : ovaires, utérus, rectum. — Traitement : ferrugineux, strychnine, hyosciamine (chlorose) ; bains, sel de Sedlitz, émollients, moyens chirurgicaux.

R

RACHIALGIE. — Dermatique (hyperesthésique, horreur du toucher) : dans la myélite. — Musculaire (dans le tétanos). — Dyshémique (fièvres graves, typhoïde, vomito négro). — Dyscrasique : anémie, chlorose. — Nerveuse : hystérique. — Rachitique : mal de Pott. — Traitement : frictions, repassage, caustique (myélite), aconitine et cicutine (1 granule de chaque toutes les demi-heures jusqu'à sédation) ; strychnine et hyosciamine (spasme douloureux), arséniate de quinine, hydroferrocyanate de quinine, dans les fièvres miasmatiques ; valérianates de fer, de zinc, dans l'anémie et la chlorose ; arséniate de fer, huiles animales, dans le mal de Pott.

S

SUETTE. — Maladie sporadique ou épidémique caractérisée par des sueurs profuses en dehors de toute lésion anatomo-pathologique, avec anxiété précordiale, délire, odeur aigre, nauséabonde, fièvre intense. Appartient à la catégorie des fièvres essentielles : *Fièvre sudorale de Torti.* — Traitement : arséniate de quinine, hydroferrocyanate de quinine, arséniate de fer (de chaque 1 granule toutes les demi-heures jusqu'à cessation de l'accès).

Nota. — La suette est, à proprement parler, une fièvre d'accès de nature miasmatique ; il faut donc la combattre par la quinine et la strychnine.

*
* *

STÉARRHÉE (*Peau huileuse, insuffisance de foie, hépatite, cirrhose*). — TRAITEMENT : quassine, strychnine, sel de Sedlitz.

NOTA. — La stéarrhée caractérise les constitutions hépatiques; Napoléon Ier la présentait au plus haut degré.

*
* *

SPLÉNODYNIE, SPLÉNALGIE. — Douleur sourde, compressive, pesante, tensive, lancinante, aiguë, térébrante ou pulsative, pouvant dépendre du parenchyme ou de l'enveloppe de la rate (voir *Manuel de thérapeutique dosimétrique*), occupant la région de la rate ou l'hypocondre gauche, s'étendant au dos et à l'épaule du même côté, augmentée par la percussion, les mouvements d'inspiration et la toux. Gonflement et hyperhémie de la rate. — TRAITEMENT : sel de Sedlitz, arséniate de strychnine et hyosciamine, 1 granule de chaque de demi-heure en demi-heure.

NOTA. — La rate est la *fonderie* du corps; c'est là que les vieux globules sont passés au creuset organique, et les matériaux transmis au foie donnent lieu à des globules nouveaux.

*
* *

STRANGURIE (*Émission d'urines goutte à goutte, pouvant aller jusqu'au sang*). — Cystalgie du col, engorgements hémorroïdaires; action des cantharides. — TRAITEMENT : bains; frictions et suppositoires belladonés, sangsues au périnée; hyosciamine et cicutine (1 granule de chaque toutes les demi-heures jusqu'à sédation), sel de Sedlitz, comme rafraîchissant.

*
* *

SPERMATORRHÉE (*Pertes séminales involontaires*). — CAUSES : excitations génésiques par l'imagination, ou les attouchements, spasme et paralysie des canaux éjaculateurs ; hyperesthésies de la moelle épinière et du cervelet. — TRAITEMENT : sel de Sedlitz, le matin de très bonne heure, pour évacuer le rectum et empêcher l'échauffement des vésicules séminales. Le soir, un ou deux granules atropine et de camphre bromé ensemble; hydrothérapie ; gymnastique ; régime sobre.

NOTA. — Il ne faut pas confondre la spermatorrhée avec l'éjaculation prostatique, qui est à l'homme ce que la leucorrhée est à la femme. Ce sont ces pertes aséminales qui affaiblissent surtout, parce qu'elles se rattachent à un état leucocythémique général. Il faut, dans ces cas, avoir recours aux arséniates, sous toutes les formes ; de strychnine, de fer, de quinine.

*
* *

STÉRILITÉ (*chez la femme*). — 1° RELATIVE : mauvaise direction de l'utérus : en avant, en arrière, de côté ; engorgement de la matrice ; diathèses, surtout syphilitique ; excès vénériens (prostituées, nouvelles mariées) ; froideur du tempérament, atonie utérine ou ovarique, hystérie, épilepsie ; indifférence ou répulsion morale. — 2° Absolue : *a*) *remédiable :* atrésie du vagin, du col utérin, adhérence des parois du vagin par suite de vaginite, de variole, absence du vagin ; — *b*) *irrémédiable ;* absence de l'utérus, atrophie des ovaires. — Traitement de la stérilité relative : *a*) ramener l'utérus dans l'axe du bassin ou, en cas d'impossibilité, coït dans la direction vicieuse du col utérin : par devant, par derrière, sur le côté ; — *b*) dissiper l'engorgement ; — *c*) combattre la diathèse, par les iodés, les mercuriaux ; — *d*) provoquer l'orgasme utérin par l'ergotine, les arséniates, les ferrugineux, la strychnine ; — *e*) modifier l'état nerveux par les toniques et antispasmodiques : valérianates de fer, de zinc ; — *f*) lever les obstacles organiques par une opération chirurgicale : utérocenthèse, diérèse vaginale.

Nota. — Les examens sont toujours délicats et exigent un grand tact de la part du médecin, qui a ainsi souvent l'avenir de jeunes personnes en main. Il en est de même pour la direction à donner au coït. Le médecin doit être pudique, mais non pudibond. Il ne faut pas non plus qu'il pousse la curiosité trop loin.

* * *

STÉRILITÉ (*chez l'homme*). — 1° Relative : froideur de tempérament, phrénopathie, hypocondrie, diathèse (syphilis). — 2° Absolue : *a*) *remédiable :* hypospadias, au premier degré, au deuxième ou au troisième degré ; — b) *irrémédiable* : castration, absence ou atrophie des testicules. — TRAITEMENT : tonique, antidiathésique, opérations chirurgicales.

NOTA. — Nulle question n'est plus délicate pour le médecin que celle de la stérilité, puisque le bonheur des familles en dépend. Il faut donc qu'il s'entoure de toutes les lumières de la science pour la résoudre sans danger. On peut dire, que, sous ce rapport, la pudeur n'existe pas pour lui. La nature est toute nue, et le médecin en est l'inspecteur.

***

SYPHILIS (*Infection vénérienne, transmission du virus chancreux par le coït ou par inoculation*). — ACCIDENTS PRIMITIFS : chancre sous forme de vésicule, ulcération non indurée, puis indurée, en forme d'un pois coupé en deux, comme incrusté dans les tissus ambiants. — ACCIDENTS SECONDAIRES : 1° d'irritation : blennorrhagie, bubons phlegmoneux ; — 2° d'infection ; exanthèmes, rougeole syphilitique, ulcères vénériens de la gorge, du larynx, de la peau, fissures, rhagades entre les orteils, à l'anus, végétations, pustules, plaies ; condylomes, adénites indurées en chapelet, aux aines, orchite dure ; ratatinement du foie, de la rate ; tumeurs gommeuses ; périostoses, caries. — CONSÉQUENCES ÉLOIGNÉES : stérilité, hypocondrie, phrénopathie. — TRAITEMENT : 1° *primitif* ou *abortif* : cautérisation, pansement à l'acide salicylique ; — 2° *secondaire* : *a*) local : cicatrisation de l'ulcère chancreux par les émollients et par les excitants (vin aromatique) ; *b*) désinfecter l'économie : iodures mercuriels ; — accidents secondaires : proto-iodure de mercure (8 ou 10 granules par jour) ; accidents tertiaires : deuto-iodure (même dose) ; tisanes dépuratives : salsepareille, antimoniale (de Zittman) ; combattre la diathèse : ferrugineux.

Nota. — On peut dire que, pendant longtemps, la syphilothérapie a fait plus de mal que de bien, parce qu'elle n'avait en vue que le *spécifique* et non la nature du mal. Aussi le mercure a fait plus de victimes que la maladie elle-même. Grâce aux syphilographes modernes, en tête desquels il faut inscrire Ricord, les abus du mercure ont diminué, mais non entièrement disparu. La méthode dosimétrique fera le reste en permettant de donner le mercure sous la forme indiquée.

***

SYNCOPE. — Cardiopathique : maladies du cœur et des gros vaisseaux, thrombose, anévrisme, introduction de l'air dans le cœur. — Anémique : hémorrhagie, brusque dérivation du sang. — Cérébrale : commotions, oblitérations des artères vertébrales, ligature de la carotide. — Dyshémique : fièvres miasmatiques. — Dyspeptique : inanition, indigestion. — Nerveuse : hystérie, émotions morales. — Toxique : anesthésiques, injections de chloral dans les veines. — Traitement : voir *Cardiopathies*.

T

TÉTANOS. — Le corps droit, raide ou en planche (*orthotonos*); le corps recourbé en arrière (*opisthotonos*); de côté (*pleurototonos*); des mâchoires (*trismus*), secousses galvaniformes, très douloureuses. Intégrité de l'intelligence et des sens; sommeil interrompu par des secousses convulsives, poitrine serrée comme dans un étau; pouls petit, inspirations faibles, anxiété, cyanose, anhématose, mort. — Causes : *externes :* plaies, déchirures, froid; *internes :* irritations des méninges et de la moelle épinière; susceptibilité nerveuse très grande; affections morales; fièvres graves, venins animaux, névroses épileptiformes, éclampsie; *tétanos des nouveau-nés.* — Traitement : maillot, hydrothérapie, lavement de chloral et de borax, injections hypodermiques de morphine, d'hyosciamine, de strychnine (sulfate).

***

TOUX. — Directe : irritation laryngée, bronchique, pulmonaire, pleurétique : aiguë, pénible, sèche, sanguinolente, subaiguë, humide, muqueuse, muco-purulente, tuberculeuse. — Réflexe : cérébro-spinale. —

Cardiopathique : angine de poitrine, gastroses, splénoses, néphrose, ovarite, métrite. — Spasmodique : asthme : sec, humide. — Nerveuse : névroses, hystérie (toux aboyante). — Dyscrasique : anémie, chlorose. — Traitement : aconitine, vératrine (forme aiguë) (toutes les demi-heures 1 granule) jusqu'à chute de la chaleur et du pouls : strychnine, hyosciamine (forme spasmodique, asthme) (1 granule de chaque de demi-heure en demi-heure jusqu'à détente) ; scillitine, digitaline pour favoriser l'expectoration et calmer le spasme cardiaque; iodoforme, codéine : pour calmer l'irritation de la muqueuse bronchiale ; quinine (hydroferrocyanate) contre la forme névrosique et empêcher les accès ; ferrugineux, contre l'anémie et la chlorose.

*
* *

TRACHÉLISME, TRACHÉLODYNIE (*Douleurs névralgiques du cou avec spasme.*) — Causes : froid, rhumatisme, violences internes, irritations de la moelle épinière. Conséquences : tétanos mortel. —Traitement : embrocations réchauffantes, belladonées, sangsues, aconitine, vératrine, cicutine, strychnine (sulfate), hyosciamine, seuls ou ensemble, pour rétablir l'harmonie musculaire (1 granule toutes les demi-heures jusqu'à sédation.

Nota. — Nulle affection ne doit attirer davantage l'attention du médecin que le trachélisme, à cause du tétanos presque toujours mortel dans ce cas. L'importance des paires nerveuses qui se distribuent dans cette région, leur origine dans la moelle allongée, expliquent cette gravité.

U

URÉMIE (*Excès d'urée dans l'urine, toxémie rénale*). — SYMPTOMES : abattement général, somnolence, troubles de la vision (amblyopie), surdité, bourdonnements, tintements, convulsions épileptiformes, dyspnée, apepsie, douleurs dans les membres et les articulations, abaissement de la température animale (en dehors de la fièvre). — CAUSES : affaiblissement général, empoisonnement par l'urée, affection des reins, ramollissement. — TRAITEMENT : nervins : strychnine, acide phosphorique, hypophosphite de strychnine, arséniate de fer et digitaline (contre l'anurie), hydroferrocyanate de quinine, dans la forme des accès ; aconitine, vératrine, dans la forme aiguë.

*
* *

URÉTHRODYNIE (*Froide-pisse*). — Chaleur vive ou cuisson du canal uréthral, s'étendant du périnée au sommet de la verge, diminuée par la pression ou l'allongement, exaspérée par la miction avec de fréquentes envies d'uriner. — CAUSES : refroidissements, boissons acides, excès de coït, éjaculation brusquement arrêtée.

Affection des reins. — TRAITEMENT : bains, sels de Sedlitz (comme rafraîchissants), digitaline, hyosciamine, cicutine, comme calmants.

NOTA. — L'uréthrodynie passée à l'état permanent constitue une souffrance des plus graves, qui peut conduire au suicide. C'est pourquoi il faut y opposer les moyens les plus énergiques, mais bien entendus. La cicutine jouera ici un grand rôle pour dissiper l'hyperesthésie sexuelle, et l'hyosciamine pour combattre le spasme. Le sel de Sedlitz doit faire la base du traitement comme calmant.

*
* *

URÉTHRITE (*Chaude-pisse*). — CATARRHALE : sentiment de lourdeur au périnée, urines chargées, muqueuses, difficulté d'uriner, par suite du gonflement de la muqueuse. — VIRULENTE OU VÉNÉRIENNE : érections douloureuses, irradiations au périnée et aux testicules, quelquefois orchite. Douleurs ulcératives dans le canal (chancres internes) ; écoulement jaunâtre, puis verdâtre, contagieux ; miction brûlante, urines rares, brûlantes, sanguinolentes. — TRAITEMENT : bains, sangsues au périnée, sel de Sedlitz, comme rafraîchissants, digitaline, hyosciamine, cubébine, pipérine (dans la forme subaiguë). Traitement antivénérien (contre la syphilis) (voir ce mot).

NOTA. — Il n'y a pas de maladie plus grave que l'uréthrite, et, cependant on l'abandonne généralement à l'empirisme. La spécialité a ainsi beau jeu puisqu'elle fabrique les maladies des voies génito-urinaires de toutes pièces. En voyant un spécialiste s'établir dans une localité, on peut être sûr de voir augmenter le chiffre des maladies y relatives.

*
* *

UROLOGIE. — Urines normales : fraîche, limpide, couleur jaune d'ambre clair ; réaction acide ; saveur amère, salée ; odeur aromatique *sui generis,* due à des alcalis volatiles ; poids spécifique 1,005 à 1,03 suivant l'âge, la constitution et le mode d'alimentation. — Sédiments : traces d'épithélium pavimenteux avec des corpuscules unis par un coagulum muqueux, urates et phosphates acides, cristaux d'acide urique, carbonate d'ammoniaque dû à la décomposition de l'urée ; traces de xanthine et de créatinine, matières colorantes extratives ; chlorures de sodium, de potassium et d'ammonium en petite quantité ; azotates, qui se transforment en azotites, ainsi que des traces de bioxyde d'hydrogène. Selon Béchamp, un ferment particulier ou néphrozymase, qui, comme le ferment de la salive, a la propriété de transformer l'amidon en sucre. — Urines anormales ou pathologiques : fades, ammoniacales, troubles, diversement colorées : en rouge, en brun, en bleu. — Sédiments : albumine, sucre, pigments biliaires, graisse, mucine, chlorures en excès, phosphates, oxalates, spermatozaires, champignons ou infusoires ; sels métalliques : antimoine, arsenic, zinc, plomb, bismuth, or, argent, étain ; substances médicamenteuses ou poisons.

Nota. — Tels sont les caractères normaux et anormaux que l'urine présente et que le médecin doit apprécier parce qu'ils lui représentent l'état exact de la nutrition et de la dénutrition. Nous renvoyons aux différentes lettres qui renseignent sur ces caractères.

V

VAGINISME (*Hyperesthésie de la vulve avec contraction douloureuse et involontaire du sphincter, qui s'oppose au coït, augmentée par le frottement et forçant d'interposer un corps doux, tel qu'une éponge*). — Chez les femmes stériles, hystériques ; dans les gerçures de l'orifice vaginal, des ulcérations du col de l'utérus, des fissures anales, des névromes du vagin ou de l'urèthre. — TRAITEMENT : lotions, embrocations, cautérisations; hyosciamine, cicutine (contre le spasme) ; aconitine, vératrine (contre l'hypérémie).

NOTA. — Le vaginisme offre quelquefois une persistance opiniâtre ; on a rencontré des cas où il a duré au moins trente ans. Il entraîne avec lui la stérilité et empoisonne les intérieurs. Le médecin sera donc heureux de trouver ici les ressources de la dosimétrie. Ce qui a fait jusqu'ici le malheur de la médecine, et causé le peu de confiance que le public a en elle, c'est le manque de médicaments certains. L'art de tuer a ses armes de précision, pourquoi l'art de faire vivre n'aurait-il pas les siennes ?

* * *

VERTIGE (*Sentiment de perte d'équilibre, occasionné par mouvements, réels ou apparents, soit du corps même, soit des objets extérieurs*). (Spring.) — 1° Congestif : pléthore générale, bruissements d'oreilles, scintillations des yeux ou photophobies. — 2° Anémique : pertes de sang, spermatorrhée, lactation prolongée, défaut de nutrition ; — 3° Visuel : images mobiles, mal de mer ; 4° Cérébral : coups, contusions (comme dans le vertige congestif) ; — 5° Cérébelleux : troubles dans la coordination des mouvements (voir l'*Introduction*) ; — 6° Cardiaque : cardiopathies, anévrisme de l'aorte ascendante, des cavités gauches du cœur, anémie cérébrale ; — 7° Stomacal : dyspepsies, gastralgies, pneumatose gastrique : avant ou après la digestion, étourdissements, sentiment de vide, vague dans la tête, serrement des tempes ; — 8° Névrosique : hystérie, épilepsie ; — 9° Dyshémique : fièvres graves ; — 10° Toxique : alcoolisme, morphinisme, nicotinisme, jusquiame, ciguë. — Traitement : strychnine, aconitine, vératrine dans les cas aigus ; hydroferrocyanate et arséniate de quinine, dans les intoxications miasmatiques, bromure de potassium dans l'état spasmodique ; ferrugineux, valérianates, phosphures, dans la chlorose ; sels de Sedlitz comme rafraîchissants, quassine.

Nota. — Il n'y a pas d'affection qui inquiète davantage les malades que les vertiges, parce qu'il leur semble qu'ils vont être frappés d'apoplexie. Le plus souvent le vertige provient de l'estomac (*vertigo a stomacho*, de Trousseau) ; aussi l'usage journalier du sel de Sedlitz, et 3 granules de quassine au repas, le font facilement disparaître. Quand on se sent de la faiblesse dans les jambes, surtout dans les genoux, on fera, le soir, au moment de se coucher, usage de 2 granules d'arséniate de strychnine. En cas d'engorgement de la bile, on prendra 2 à 3 granules d'aconitine, au lieu de morphine, qui est préjudiciable dans ce cas.

DES INCITANTS VITAUX

CAFÉINE. – QUASSINE. — ARSÉNIATE DE STRYCHNINE

La machine humaine a deux grands moteurs — le cerveau et l'estomac — qu'on se représente dans un état d'antagonisme continuel, mais dont la bonne harmonie, au contraire, constitue la santé. *Mens sana in corpore sano*, disaient les Anciens, et les Anciens ont eu raison, bien que leurs philosophes se soient divisés en deux camps, celui des *spiritualistes* et celui des *matérialistes*. Il est certain que, des deux côtés, il y a dépense des forces vitales, et que, par conséquent, ces dernières ont besoin d'être réveillées et soutenues. Or, là est le danger, puisqu'on demande souvent ce réveil à de dangereuses excitations. L'eau-de-vie et le tabac, voilà les excitants auxquels on a recours le plus souvent, sans se douter qu'on tue ainsi la vie, au lieu de la prolonger. La nature nous fournit des incitants salutaires dans la caféine, la quassine et la strychnine. La première tient le cerveau en éveil, la seconde active l'action digestive de l'estomac, la troisième augmente la force musculaire ou dynamique. C'est donc à eux que nous devons recourir, dès que nous sentons nos forces faiblir. —

Sous ce rapport, nous sommes souvent comme les sénateurs de la vieille Rome attendant les Gaulois dans leur chaise curule. Nous laissons également l'âge, c'est-à-dire les infirmités, nous approcher sans rien faire pour nous en défendre. — C'est une erreur; nous dirons une profonde stupidité. Voilà pourquoi nous préconisons l'emploi de la caféine, de la quassine et de la strychnine (arséniate); et, à cet égard, nous prêchons d'exemple, puisque, ayant atteint nos soixante-dix ans, nous sommes loin d'être ce qu'on peut nommer un *vieux*, mot qu'il ne faut pas confondre avec celui de *vieillard*, car, si ce dernier est vénérable, le premier est dégoûtant, parce qu'il annonce, la plupart du temps, une décrépitude précoce.

Les moyens que nous venons d'indiquer sont du ressort de la médecine; nous en laissons donc la prescription à nos confrères. Ils trouveront les indications pour leur emploi dans nos *Manuels de thérapeutique et de pharmacodynamie dosimétrique.*

Dr Burggraeve.

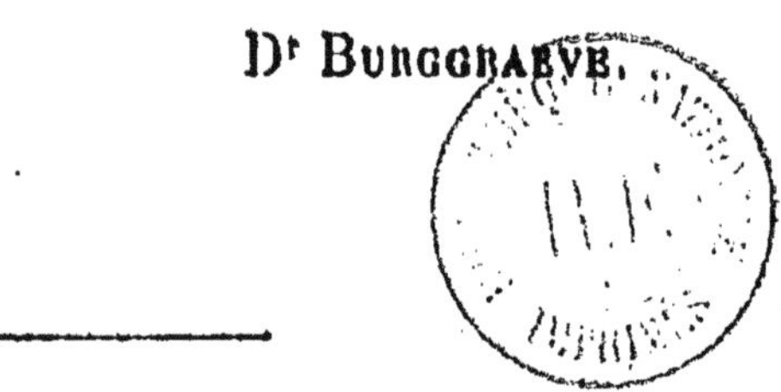

TABLE ALPHABÉTIQUE
ET ANALYTIQUE
DES
MATIÈRES CONTENUES DANS CE VOLUME

A

B

PAGES.	SYMPTOMES.	TRAITEMENT.
73	Blépharospasme	Sels de Sedlitz, strychnine, camphre bromé, vermifuges, ferrugineux, antispasmodiques.
74	Blépharopléoie.............	Nervins, toniques, antispasmodiques, anthelminthiques.

C

PAGES.	SYMPTOMES.	TRAITEMENT.
74	Convulsions.................	Aconitine, vératrine, hyosciamine, digitaline, arséniates, vermifuges.
75	Chylurie *tropicale*.........	Hypophosphite de strychnine.
	— *hépatique*.........	Arséniate de soude.
	— *organique*.........	Arséniate de fer, quassine, digitaline, colchicine, sel de Sedlitz.
75	Chromaturie *acide*...........	Strychnine.
	— *cystite*.........	Benzoate de lithine.
	— *néphrite*........	Arséniates.
76	Constipation	Sel de Sedlitz, bains, sangsues (forme inflammatoire) ; strychnine, hyosciamine (paralysie et spasme) ; bains de vapeur sulfhydriques (intoxications métalliques), antispasmodiques.
77	Coxalgie...................	Sangsues, vésicatoires (forme aiguë), caustique de Vienne (coxarthrocace), aconitine, vératrine, morphine (rhumatisme, sciatique), iode, huile de foie de morue (diathèses).
77	Crampes.....................	Bains, sangsues, émollients, hyosciamine et strychnine.
78	Chorée......................	Cyanure, phosphure de zinc, arséniates, iodés.
78	Catalepsie	Nervins antispasmodiques : arséniate de strychnine, iodés.
79	Cholérine..................	Sel de Sedlitz, strychnine (sulfate), hyosciamine.

I

N

O

P

PAGES.	SYMPTOMES.	TRAITEMENT.
144	POLYURIE, *diabète insipide*...	Aconitine, digitaline.
	— *refroidissement*....	Hypophosphite de strychnine.
	— *névroses*..........	Sel de Sedlitz.
	— *irritations cérébro-spinales*........	Hydroferrocyanate de quin.
144	PHYSURIE *essentielle (névrose)*.	Strychnine, ferrugineux.
	— *organopathique*....	Bains, sel de Sedlitz, traitement chirurgical.

R

PAGES.	SYMPTOMES.	TRAITEMENT.
144	RACHIALGIE.................	Bains, frictions, hyosciam., strychnine, cicut., hydroferrocyanate de quinine, arséniates, ferrugineux.

S

PAGES.	SYMPTOMES.	TRAITEMENT.
145	SUETTE.....................	Arséniate de quinine, de fer, de strychnine.
146	STÉARRHÉE..................	Quassine, strychnine, sel de Sedlitz.
146	SPLÉNODYNIE................	Sel de Sedlitz, arséniate de strychnine, hyosciamine.
146	STRANGURIE, *cystalgie du col, cantharides*...	Bains, frictions, suppositoires belladonés, hyosciamine, cicutine, sel de Sedlitz.
147	SPERMATORRHÉE *spasmodique*.	Atropine.
	— *paralytique*..	Strychnine.
	— *réflexe, hyperesthésie de la moelle*..	Camphre bromé, sel de Sedlitz, le matin.
147	STÉRILITÉ..................	Arséniates, mercuriaux, ferrugineux, cicutine, valérianates.
149	SYPHILIS *primitive*.........	
	— *chancre mou*.......	Cautérisation.
	— — *induré*.....	Traitement iodé et mercuriel, salsepareille, reconstituant.

Tours. — Imp. Deslis Frères, rue Gambetta, 6.

BIBL. NAT. R.F.

Georges CARRÉ, Éditeur, 3, rue Racine

OUVRAGES DU DOCTEUR BURGGRAEVE

Porfesseur Émérite à l'Université de Gand.

Nouvel Organon de la Médecine dosimétrique. Correspondances, consultations, causeries, variétés, questions professionnelles par ordre alphabétique, extraits du *Répertoire universel* (1872 à 1893), gr. in-8° de 1000 pages. Chaque volume........ 16 fr. »

Le Livre d'or de la médecine dosimétrique. 1886. 1 vol. in-4, 500 p. Prix........ 20 fr. »

Miscellanées de médecine dosimétrique. 18 série. 1887-1893, grand in-8. Chaque volume........ 8 fr. »

Guide du Médecin dosimètre. 1 vol. gr. in-8°........ 6 fr. »

Hygiène des gens du monde. 1887. 3 gros v. in-18. Prix. 6 fr. »

Chaque volume séparément........ 2 fr. »

La Longévité humaine par la médecine dosimétrique ou la médecine dosimétrique à la portée de tout le monde. 1887. 1 vol. in-18 de 336 pages........ 2 fr. »

La Surveillance maternelle ou hygiène thérapeutique de la première enfance d'après la médecine dosimétrique. 1887. 1 vol. in-18, 156 pages. Prix........ 2 fr. »

Hygiène thérapeutique des pays torrides fondée sur la médecine dosimétrique. 1887. 1 vol. in-18, 288 pages avec frontispice et panorama de l'Afrique........ 3 fr. »

Manuel des maladies du cœur et de leur traitement dosimétrique 1888. 1 vol. in-16........ 2 fr. »

Manuel des dyspepsies et de leur traitement dosimétrique. 1888. 1 vol. in-16. Nouvelle édition........ 2 fr. »

Manuel des maladies des enfants, avec leur traitement dosimétrique et tableaux synoptiques, dédié aux jeunes mères. 1888. 1 vol. in-16. Nouvelle édition........ 2 fr. »

Manuel des maladies des femmes, avec leur traitement dosimétrique. 1887. 1 vol. in-16. 4e édition........ 2 fr. »

Manuel de la fièvre et de son traitement dosimétrique. 1888. 1 vol. in-16. Nouvelle édition........ 2 fr. »

Manuel de la fièvre puerpérale et de son traitement dosimétrique. 1888. 1 vol. in-16........ 2 fr. »

Manuel de pharmacie et de pharmacodynamie dosimétriques. 1888. 1 vol. in-16. Nouvelle édition........ 2 fr. »

Manuel de thérapeutique dosimétrique. 1888 1 v. in-16. 2 fr. »

Manuel des urines au point de vue dosimétrique. 1888. 1 vol. in-16. Prix........ 2 fr. »

Manuel des voies urinaires et de leur traitement dosimétrique. 1888. 1 vol. in-16........ 2 fr. »

Manuel de la goutte et du rhumatisme goutteux et leur traitement dosimétrique. 1888. 1 vol. in-16........ 2 fr. »

Le dossier du Dr Koch et la médecine dosimétrique. 1891-1892, 2 vol. in-4°........ 16 fr. »

Tours, imprimerie DESLIS Frères, rue Gambetta, 6.

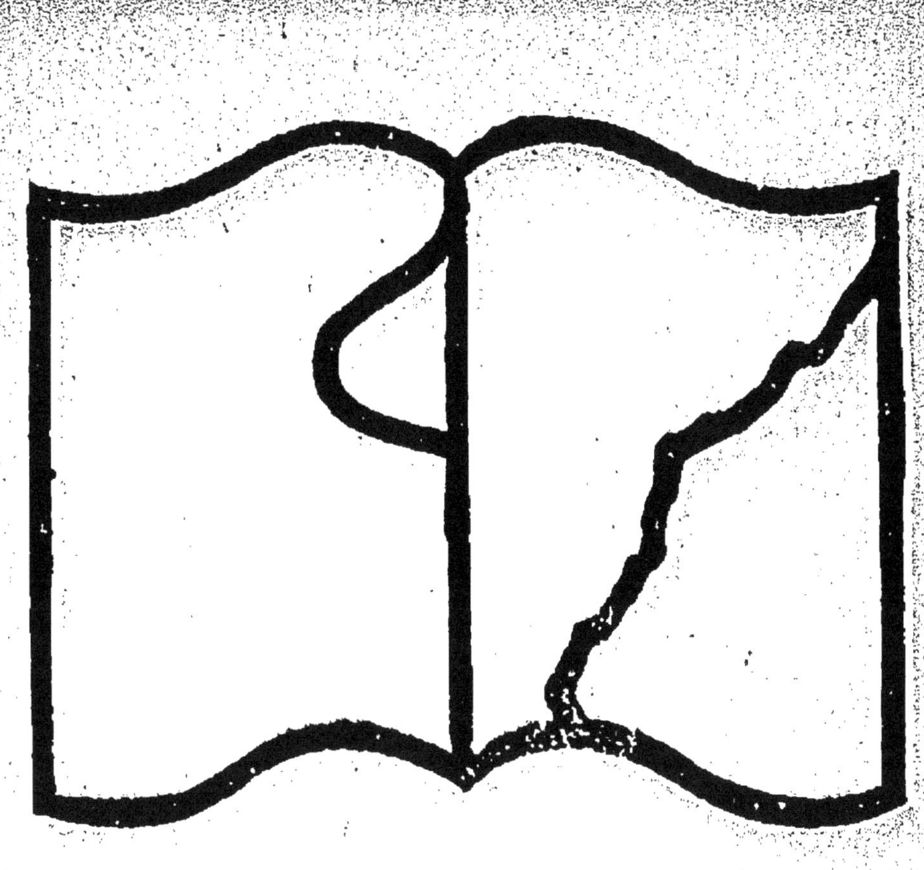

Texte détérioré — reliure défectueuse

NF Z 43-120-11

www.ingramcontent.com/pod-product-compliance
Ingram Content Group UK Ltd.
Pitfield, Milton Keynes, MK11 3LW, UK
UKHW020143220726
13923UKWH00001B/350

9 782016 166727